Dr. med. Renate Collier

Milchallergie

Eine unterschätzte Gefahr

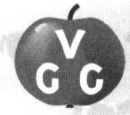

Verlag Ganzheitliche Gesundheit

2. Auflage 2000

© Verlag Ganzheitliche Gesundheit, Norbert Messing, Postfach
1217, 76663 Bad Schönborn, Telefon 07253/3718, Fax 33955,
E-Mail: messing-vgg@t-online.de, Internet: www.messing-vgg.de

Layout und Umschlaggestaltung: Living-Page, Münster
Druck: Druckerei Steinmeier, Nördlingen

ISBN 3-927124-29-X

Inhaltsverzeichnis

Einleitung

In unserer modernen Lebenswirklichkeit sind manche Dinge so selbstverständlich geworden, dass sie wie eherne Naturgesetze wirken. Und dies, obwohl es sich um gerade eben erst erlangte „Errungenschaften" handelt, deren Rückwirkungen auf unser Wohlergehen noch gar nicht abgeschätzt werden können. Weißbrot „für die Massen" beispielsweise kennt die Menschheit praktisch erst seit 200 Jahren, seit nämlich die Mühlentechnik in der Lage ist, die Randschichten und den Keim des Kornes „auszumahlen". Die Menschen mussten Millionen von Jahren auch ohne Ketchup, Fertigsuppen, Schokoladenriegel und meist auch ohne große Fleischbeilage zum Mittagessen auskommen.

Ähnliches gilt für Milch und daraus bereitete Produkte. Sie sind für den Wohlstandsbürger der westlichen Welt zur festen Größe, ihr regelmäßiger Verzehr zur lieben – aber möglicherweise auch schlechten, unzuträglichen – Gewohnheit geworden: Kondensmilch oder Sahne zum Kaffee, Butter aufs Brötchen, ein Joghurt zwischendurch, Käse und Quark auf dem Mittagstisch...

Zu denken geben sollten uns in diesem Zusammenhang gleich mehrere Umstände: Denn wir Milchtrinker sind in der absoluten Minderheit. **Ein Großteil der Menschheit kommt (freiwillig) ohne Milchprodukte aus, ja verträgt diese gar nicht.** Bald nach dem Säuglingsalter lässt die körpereigene Produktion der Laktase nach, jenes Enzyms also, welches den Milchzucker (Laktose) während der Verdauung abbaut. Auch unter uns Mitteleuropäern gibt es zahlreiche Menschen, die damit ihre Probleme haben: Sie leiden nach dem Verzehr von Milchprodukten unter Blähungen, Unwohlsein, Völlegefühl, Durchfällen, oft ohne diese Beschwerden mit dem eigentlichen Auslöser, der Laktoseunverträglichkeit, in Verbindung zu bringen.

Aus der Naturheilkunde weiß man überdies, dass im Falle von Neurodermitis der Verzicht auf Milch(-produkte) oft sehr schnell und ganz erstaunliche Linderung der Beschwerden bringt. Spezialkliniken für Allergiker und Hautkranke (Vorreiter war dabei die leider inzwischen geschlossene Schwarzwald-Klinik in Villingen-Schwenningen) bieten ihren Patienten deshalb ganz bewusst eine „tiereiweiß-freie Kost" an und können dabei auf große Erfolge verweisen. Auch Vollwertpensionen haben sich diesem Trend angeschlossen, so dass Milch-Allergikern heute glücklicherweise für die Therapie und Freizeit zahlreiche gute Alternativen zur Verfügung stehen.

Doch auch aus den Reihen der „offiziellen" Medizin kommen warnende Stimmen, die die weitverbreitete hohe Wertschätzung der Kuhmilch für unsere Gesunderhaltung zu erschüttern geeignet sind. Hierzu zählten in den vergangenen Jahren Untersuchungen, die einen beunruhigenden Zusammenhang zwischen Kuhmilchkonsum beim Säugling und späterem Jugendlichen-Diabetes herstellen. Von besonderer Bedeutung ist diese Entdeckung deshalb, weil Experten heute geradezu von einer „epidemieartigen" Verbreitung dieses ursprünglich eigentlich seltenen Leidens sprechen. Darauf sei an dieser Stelle etwas ausführlicher eingegangen, weil die entsprechenden Beobachtungen bei uns bislang praktisch ohne Resonanz und Konsequenzen geblieben sind.

Hauptcharakteristikum des sog. Typ I-Diabetes ist der totale Ausfall der Bauchspeicheldrüse als Insulinproduzent im frühen Jugendlichenalter. Überall da, wo man zu diesem Leiden Statistiken führt – also vor allem in den Wohlstandsländern –, muss man feststellen, dass die Erkrankungsraten in letzter Zeit steil ansteigen. Für dieses Phänomen werden verschiedene Ursachen verantwortlich gemacht. Einmal die Erbfaktoren, die sicherlich eine Rolle spielen. Wie so oft jedoch entfalten sie ihre fatale Wirkung nur auf der Basis einer latent vorhandenen Disposition. Es müssen noch zusätzliche Auslöser hinzukommen, damit daraus eine manifeste Krankheit wird. Als solche „Starter" für das Leiden diskutierte man bislang bestimmte

Viruserkrankungen wie Mumps oder Grippe – aber niemals Kuhmilch.

Die kanadischen Forscher nun haben mit gutem Grund eine weitere, andere Deutung ins Spiel gebracht. Sie identifizierten in der Kuhmilch einen bestimmten Eiweißkörper, der jenen Proteinen aufs Haar gleicht, die auf der Bauchspeicheldrüse gefunden werden. Ernährt man nun Säuglinge mit der Flasche, so kann es dazu kommen, dass der Körper gegen diesen bestimmten Eiweißstoff in der Kuhmilch verstärkt Antikörper produziert. Dies ist mehr als bloße Vermutung: die entsprechenden Werte im Blut juveniler Diabetiker sind im Vergleich zu gesunden Altersgenossen tatsächlich um das Siebenfache erhöht (Hans-Michael Dosch, Universität Toronto).

Und unter diesen Umständen kommt es zu einem „biologischen Missgeschick". Die Antikörper richten sich bei einem Teil der Kinder nicht nur gegen das Kuhmilchprotein, sondern urplötzlich auch gegen das ihm so ähnliche „Erkennungseiweiß" der Bauchspeicheldrüse. Über einen längeren Zeitraum hinweg – bis etwa zum 12. Lebensjahr – entwickelt sich daraufhin ein „Bürgerkrieg der Körperzellen", der das Organ schließlich zu großen Teilen zerstört, so dass es seine Fähigkeit verliert, den Körper mit Insulin zu versorgen.

Dies alles ist noch kein gesichertes Wissen. Wir haben es nur mit Hinweisen und (allerdings sehr schlüssigen) Indizien zu tun.

Nichts läge der Verfasserin des vorliegenden Ratgebers deshalb ferner, als den Milchkonsum grundweg zu verteufeln. Milch wird von den Ernährungsexperten deshalb so hochgeschätzt, weil sie bei der Analyse der Inhaltsstoffe einige Schätze offenbart, auf die wir im Zeitalter von Fastfood und hochverarbeiteter Nahrung eigentlich dringender denn je angewiesen sind. Wer über ein kräftiges, trainiertes, unerschütterliches Verdauungssystem verfügt, kann

Naturkäse, Joghurt und Quark oder frische Milch direkt vom Bio-Hof ohne weiteres verkraften. Die Regel sind bei uns jedoch inzwischen Vor-Schädigungen, die schon ganz früh in der Biographie angelegt sind (Kuhmilchgaben im Säuglingsalter). Sehr viele Menschen profitieren ganz offensichtlich nicht von den inneren Gehalten der Milch in dem Maße, wie es die Analysewerte eigentlich vermuten lassen würden. Sie handeln sich vielmehr erhebliche Risiken ein (Ermüdung des Verdauungstraktes, Lymphstau, Dysbakterie).

Dass die Vorbehalte, wie sie von Dr. Renate Collier in dieser Schrift geäußert werden, mehr als bloße Spekulationen sind, zeigte sich beispielsweise im Herbst 1996 auf dem XII. Symposium „Wissenschaft und Ernährungspraxis" in Bingen. „Allergische Reaktionen gegen Proteine und Glykoproteine aus der Nahrung", so referierte der renommierte Allergologe Prof. U. Wahn (Berlin), „manifestieren sich zumeist schon im Säuglingsalter". Überall in den westlichen Industrienationen, so Wahn weiter, stünden dabei Hühnerei und Kuhmilch an vorderster Stelle, was allergische Sofort- oder Spätreaktionen angeht. Dabei kommt neben der Haut (Nesselsucht, atopisches Ekzem) als der wichtigsten „Manifestation" auch dem Magen-Darmtrakt (hier mit den Symptomen Erbrechen, Koliken, Durchfall) sowie den Atemwegen (Asthma) eine klinische Bedeutung zu.

Die vielfältigen bereits zutage getretenen Verdachtsmomente sollten uns deshalb veranlassen, das eingangs erwähnte „Selbstverständliche" in Frage zu stellen. Betreffen sie doch im Kern einen besonders sensiblen Bereich unserer Lebenserhaltung: die Verdauung. Hier können durch Kleinigkeiten beträchtliche (und verhängnisvolle) Folgewirkungen angestoßen werden. Dazu zur Verdeutlichung noch ein Zitat von Dr. med. Konrad Werthmann: „Ein bedeutender Faktor bei schädlicher Zufuhr von solchen Nahrungsmitteln wie Kuhmilch und Hühnerei und deren Verarbeitung ist außer der Schädigung der Mucosa (Schleimhaut) eine empfindliche Störung des so wichtigen

Bakterienrasens auf den Schleimhäuten. Sie tritt bereits dadurch ein, dass den Bakterien, als den lebenswichtigen Symbionten, mit der geschädigten Mucosa der Boden entzogen wird. Auch unter diesem Aspekt ist es dringend geboten, dem kleinen Menschen in den ersten neun Monaten Muttermilch zu geben, damit die Mucosa und die mikrobiellen Symbionten zu einem stabilen Zusammenleben kommen". Dieses Zusammenwirken gilt es nicht nur am Anfang unserer Existenz gut zu fundieren. Wir müssen dafür auch lebenslang Sorge tragen.

Jedem von uns ist es freigestellt zu überprüfen, ob das Misstrauen gegenüber der Milch berechtigt ist oder nicht. Viele Beobachtungen und Indizien legen die Vermutung nahe, dass ein Verzicht oder eine wesentliche Einschränkung des Verzehrs entsprechender Produkte zahlreichen Menschen der Wohlstandsländer gut anstehen würde. Was hindert uns also daran, die Probe aufs Exempel zu wagen und die Reaktion unseres Körpers auf diese Maßnahme zu beobachten?

Nichts anderes will der vorliegende Ratgeber und Denkanstoß: Vor-Urteile abbauen, allzu forsche moderne (und deshalb zeitgebundene) Gewissheiten erschüttern, und zwar nicht aus Lust am Destruktiven, sondern aus Verantwortung uns selbst und den Mitmenschen gegenüber.

Denn zwar sind wir alle „biochemische Originale", jeder Mensch reagiert auf Nahrung und andere Umwelteinflüsse auf seine eigene Art und Weise – was aber nicht heißt, dass Gift für manchen zur Wohltat wird.

Norbert Messing

Milch wird zum Problem

In den letzten Jahren mehren sich die Stimmen, die den bisher der Milch nachgesagten hohen Wert für die menschliche Ernährung anzuzweifeln beginnen, ja, weit schlimmer, die den Genuss von Milch und Milchprodukten sogar für viele – z. T. lebensbedrohliche – Krankheiten verantwortlich machen wollen. Was ist daran wahr? Wie ist dieses Problem zu lösen? Was kann, soll der Einzelne tun?

Die persönliche Erfahrung ist die beste Lehrmeisterin. Beginne ich also bei mir als einer Betroffenen. Ich war bereits 60 Jahre alt, als ich erfuhr, dass ich überempfindlich auf Milcheiweiß reagierte. Der erste Test wurde per Elektroakupunktur durchgeführt, der zweite mit einem Bluttest. Ich war überrascht: Das hätte ich mir nicht im Traum einfallen lassen! Wie viele andere war ich der Meinung, dass ich mit Rohmilch (direkt vom Bauern) und mit selbst zubereitetem Quark meinen Eiweißbedarf auf die bestmögliche Art und Weise gedeckt hatte. Dennoch bewies der cytotoxische Bluttest, der in Amerika entwickelt worden ist (nähere Erläuterungen dazu weiter unten), unzweifelhaft, dass die weißen Blutkörperchen bei Milchzufuhr platzten und zugrunde gingen.

Wie kam es zu diesem Befund? Ich will berichten:

1. Welche Auswirkungen das Weglassen der Milch auf meinen Gesundheitszustand hatte.

2. Welche früheren Krankheiten ich rückblickend bei mir, meinen Patienten und Seminaristen wahrscheinlich auf den Genuss von Milch und Milchprodukten zurückführen konnte.

3. Welche Beweisgründe ich nach gründlicher Prüfung für die Schädlichkeit der Milch fand.

4. Was andere Autoren bisher über die Schädlichkeit der Milch und ihre Eignung als Nahrungsmittel für Tier und Mensch veröffentlicht hatten.

Es soll dies also nichts weiter als ein ganz persönlicher Beitrag über meine Erfahrungen mit der Milch sein und über die Schlussfolgerungen, die ich daraus zwangsläufig ziehen musste.

Eine ganz persönliche Krankengeschichte

Zunächst in kurzen Zügen also meine Krankheitsgeschichte, soweit sie mit dem Milchgenuss zusammenhängt:

Normale Hausgeburt, im 1. und 2. Lebensjahr nichts Auffälliges bekannt. Ab dem 3. Lebensjahr folgte eine Kinderkrankheit nach der anderen (Masern, Scharlach, Windpocken, Keuchhusten: „Das Wurm, das nicht sterben konnte"). Jährliche Anginen und Erkältungskrankheiten, Entfernen der Mandeln mit 15 Jahren. Schon in den ersten Schuljahren Klagen über starke Kopfschmerzen, die bis Mitte des 30. Lebensjahres anhielten. Im Vorschulalter und später „Wachstumsschmerzen" in allen Gliedern.

Ab Mitte der 20er Lebensjahre langsam zunehmende Erhöhung des Blutdrucks (Höchstwert mit 54 Jahren: RR 245/160). Ende der 20er Lebensjahre starke Darmbeschwerden, Colica mucosa und Migräne. Im Erwachsenenalter, bis zum 30. Lebensjahr, Diphtherie mit toxischem Herzmuskelschaden und schwerer Serumkrankheit, Paratyphus. Vom 35. Jahr an führte ich als Mayr-Ärztin jährlich bei mir selbst Mayr-Kuren durch, stellte die Kost um und gebrauchte regelmäßig Bittersalz. Dabei wurde ich gesünder, aktiver und völlig beschwerdefrei. Nur der Blutdruck stieg jährlich weiter an, und auch die Infektanfälligkeit nahm mit dem Älterwerden deutlich zu. Ab dem 55. Lebensjahr begann die Haut der Ellenbogen- und Kniegelenke zu jucken, und ein ekzemischer Ausschlag breitete sich hier aus. Ferner entwickelten sich stark juckende linsengroße Blasen, vorwiegend um die Finger- und Handgelenke, gelegentlich kam es zu Hämorrhoidalblutungen. Die letzten beiden Symptome traten besonders nach dem Genuss von tierischem Eiweiß auf. Am besten fühlte ich mich, wenn ich tierisches Eiweiß absolut mied. Auf Fleisch reagierte ich außerdem am folgenden Tag mit Müdigkeit.

Sofern ich meine Ernährung nach den Grundsätzen von Dr. Mayr ausrichtete und für guten Stuhlgang sorgte (ich nahm 13 Jahre lang Bittersalz!), fühlte ich mich gesund und leistungsfähig. Nur der Blutdruck stieg stetig, und die Infektanfälligkeit nahm von Jahr zu Jahr weiter zu, ohne dass ich die Ursache herausfinden konnte.

Soweit der Zustand, bevor ich den Allergietest durchführte und Milch und Milchprodukte ganz und gar fortließ. Außer bei der Milch hatte ich damit keinerlei Probleme, denn ich habe nie gern Käse gegessen (Hinweis auf Milchallergie!). Milch hatte ich dagegen gern getrunken, wenn auch nicht sehr viel, dafür aber regelmäßig.

Zunächst passierte gar nichts Spektakuläres, d.h. die Wandlung begann so unmerklich, dass ich keinen Unterschied zu früher bemerkte. Bis ich eines Tages – nach etwa 3 oder 4 Jahren – mir den Blutdruck messen ließ, weil ich mich bei Wetterwechsel und nach einer schlaflosen Nacht kreislaufmäßig sehr schlecht fühlte. Ich wollte wissen, wie hoch der Blutdruck wieder gestiegen sei.

Zu meiner Verwunderung war er niedriger als je zuvor: nämlich zum ersten Mal 170/90. Vorher war der „Normalwert" um 200/110-130 gewesen!

Ich habe dies zunächst auf einen Zufall geschoben. Als aber 4 Jahre später bei einer ähnlichen Gelegenheit der Blutdruck trotz schlechten Allgemeinbefindens noch niedriger war, nämlich 150/90, und nach weiteren 4 bis 5 Jahren sogar auf 135/85 zurückgegangen war, begann ich zum ersten Mal an einen Zusammenhang mit dem Fortlassen der Milch zu denken.

Ebenso allmählich und unmerklich heilten die bis dahin immer leicht entzündeten, an Schuppenflechte erinnernden Hautpartien über Ellenbogen und Kniescheibe ab. Die Blasen an den Händen traten ebenfalls nicht mehr auf. Dafür stellten sich diese Symptome jedesmal prompt einen Tag nach dem Genuss von Milch oder Fleisch ein, und zwar aggressiver als früher. Der Körper schien jetzt empfindlicher darauf zu reagieren. Es genügte schon ein einziges Stück Kuchen in dem Milch enthalten war, um diese Quälgeister für 3 bis 4 Wochen hervorzurufen. Kopfschmerzen bekam ich nur, wenn ich bei Einladungen alles Angebotene mitgegessen hatte. Es war immer dasselbe: Wenn ich meinen Gelüsten nach Süßem oder Kuchen in Verbindung mit Milch nachgab, erschien sofort der juckende Ausschlag, gekrönt von einem besonders unangenehm juckenden und entzündeten Pickel. Wie weit der Darm rebellierte, habe ich nicht bewusst registriert.

Selbstbeobachtung und ärztliche Praxiserfahrung

Selbstverständlich forschte ich bei meinen Patienten und Schülern nach ähnlichen Symptomen, besonders nachdem ich bei Dr. Mackarness von den weitreichenden Folgen des Michgenusses auf den Darm und der vermuteten Verbindung zwischen Milchgenuss und Colitis mucosa und ulcerosa gelesen hatte.

Zu dieser Zeit erschien eine Patientin zur Kur, die von Kindheit an eine chronische Allergikerin war: Milchschorf, Neurodermitis, Ekzem, Heuschnupfen und Asthma waren vorausgegangen, und jetzt litt sie unter Colitis mucosa mit Blutbeimengungen. Bei der Bauchuntersuchung fiel mir vor allem der stark geblähte Dickdarm auf, der nach den einleitenden Fastentagen rasch zurückging. Für die Zeit nach der Kur riet ich ihr dringend, alle Milchprodukte zu meiden, wenn sie den Darm weiterhin beruhigen wollte. Durch diesen Fall eines außergewöhnlich geblähten Darms angeregt, begann ich aufmerksamer als früher bei allen Bauchuntersuchungen nach diesem Blähungssymptom zu forschen. Wo ich es fand, fragte ich nach den weiteren Symptomen, die mir für Milchallergie verdächtig erschienen. Nach jahrelangen Beobachtungen, Untersuchungen, Studien von Krankengeschichten, Krankenhausberichten und Arztbriefen, von Kranken und Gesunden, schälte sich allmählich folgendes Bild heraus:

Ich fand unter den Patienten mit Blähdarm sehr viele, deren Blinddarm und Gaumenmandeln operativ entfernt worden waren und die heute noch stark vergrößerte Lymphknoten am Hals besaßen. Diese Patienten hatten meist wie ich in der Kindheit und im Jugendalter fast alle Kinderkrankheiten gehabt und unter häufigen Mandelentzündungen, Grippe und Erkältungskrankheiten gelit-

14

ten. Viele klagten auch heute noch über Rückfälle von chronischen Nasennebenhöhlen-Entzündungen oder -Katarrhen, oft verbunden mit Mittelohrentzündung. In anderen Fällen bestand eine generelle Infektanfälligkeit auch für andere chronisch entzündliche Krankheiten wie der Harn- und Gallenblase, oder es bestand eine Unterfunktion der Bauchspeicheldrüse. Die Leber war in allen Fällen etwas vergrößert und härter als normal: Ausdruck ständiger Überlastung durch die zahlreichen, notwendig gewordenen Entgiftungsprozesse des Organs, durch chronische Autointoxikation des Verdauungsapparats.

Überraschend waren die Auskünfte über Hautreaktionen. Die gleichen, soeben erwähnten Patienten haben allesamt mehr oder minder häufige Hauterscheinungen beschrieben, die im Allgemeinen nicht zu den allergischen Symptomen gerechnet werden. Sehr viele erwachsene Patienten, die nur hin und wieder einige Hautunreinheiten beobachtet hatten und eine sogenannte „reine Haut" besaßen, berichteten von schwerem Aknebefall in der Pubertät. Große Narben in der Haut zeugten auch später noch davon! Manchmal war es unvermittelt zu neuen Schüben von entzündlichen Pickeln gekommen. Bei Frauen traten diese oft im Gesicht und vor der Periode auf, ein auch mir vertrautes Symptom!

Im späteren Alter klagten diese Patienten über neue Hauterscheinungen, vor allem über Schuppenflechte (Psoriasis), in Kleinformat wie bei mir oder in großen Flecken über den ganzen Körper verteilt. Weniger oft wurden Hautschwellungen (bis zu Faustgröße), sogenannte Quincke-Ödeme, beschrieben. In den letzten Jahren traten immer häufiger die juckenden Blasen auf, die auch mich jahrelang gequält hatten und die sich bei den Patienten überall am Körper, besonders aber an den belichteten Stellen, zeigten, zum Beispiel an den Unterschenkeln.

Am rätselhaftesten erschien es mir jedoch, wie der erhöhte Blutdruck mit der Milch in Verbindung gebracht werden konnte. War ich denn nur ein Einzelfall?

Da fielen mir plötzlich Reihenuntersuchungen an Jugendlichen – bei 17- bis 18-jährigen Lehrlingen – ein, die auffallend häufig außer einem girlandenförmig, unterhalb des Nabels verlaufenden **geblähten Querdarm** einen **erhöhten Blutdruck** aufwiesen. Werte von 160/90 waren mir bei etwa einem Drittel der Untersuchten aufgefallen, ohne dass ich mir dies erklären konnte.

Eine gewisse Aufklärung erfuhr ich bei der Untersuchung eines 70-jährigen, schlanken Mannes, der „gesund" gelebt hatte, über keine Beschwerden klagte, und der sich nur routinemäßig von mir untersuchen lassen wollte. Dieser hatte einen verhältnismäßig hohen Blutdruck von 175/90. Sein vergrößerter Magen wies auf eine Gastritis in der Jugend hin, und obgleich er keinen „Bauch" hatte, war der ganze Dickdarm gebläht, wenn auch nicht übermäßig stark. Ein Blick auf das Krankenblatt gab mir die Erklärung! Sein Vater war mit 49 Jahren am Schlaganfall gestorben, und zwar auf Grund eines **hohen Blutdrucks!** Lag hier die Erklärung? Ich fragte also meinen Patienten: „Trinken Sie gern Milch und essen Sie häufig Milchprodukte?" Nein, vielmehr mied er sie. Ich: „Und Ihr Vater, mochte er Milch und Milchprodukte?" „Oh ja", erwiderte der Angesprochene, „er aß sie sogar besonders gern!" Das war es also, genau wie bei mir. Der von mir untersuchte Mann hatte einen erhöhten Blutdruck – wie ich – und vermochte damit unbehelligt zu leben, weil er „gesund aß". Sein Vater aber, der gern Milchprodukte zu sich nahm, war viel zu früh an seinem Hochdruck gestorben. Das geschah zu einer Zeit, als die Ärzte noch nicht so streng bei leichten Graden von Hochdruck zur Drucksenkung Tabletten verordneten. Für mich war es wichtig, diesen Zusammenhang einmal klar selbst erlebt und auch von anderen Personen erfahren zu haben!

Der Untersuchte war ein glaubwürdiger Mann, denn er bekleidete das verantwortliche Amt, Anwärter auf das Studium an der Universität auszuwählen. Ich konnte ihm und seiner Aussage vertrauen. Von da an wurde mir vieles über den sogenannten „essentiellen Hochdruck" klar. Ich will darüber später mehr berichten.

Warum kann Milch dem Menschen schaden?

Natürliche Reaktionen eines lebendigen Organismus haben ihre Bedeutung. Worin liegt der Sinn der Überempfindlichkeitsreaktion des menschlichen Körpers gegen bestimmte Nahrungsmittel – in diesem besonderen Fall gegenüber Milch und Milchprodukten?

Es gibt verschiedene Testmethoden zur Prüfung der Verträglichkeit von Nahrungsmitteln. Ich bevorzuge den **cytotoxikologischen Bluttest**, weil er mir direkt vor Augen führt, ob und was beim Genuss bestimmter Nahrungsmittel im Blut selbst passiert.

Der Test geht folgendermaßen vor sich: Aus dem Vollblut werden sämtliche Blutkörperchen durch Zentrifugieren vom Blutserum getrennt, danach mit dem zu untersuchenden Nahrungsmittelextrakt vermischt und kurze Zeit bei Körpertemperatur bebrütet. Die Reaktion der Blutkörperchen wird anschließend mikroskopisch untersucht. Besteht eine Überempfindlichkeit gegen das entsprechende Nahrungsmittel, zeigen sich im Mikroskop verschiedene Veränderungen:

1. Die weißen Blutkörperchen können mehr oder minder zahlreich geplatzt sein.

2. Die roten Blutkörperchen haben häufig anstatt einer runden eine gezackte Stechapfelform.

3. Die Blutplättchen, deren Enzyme nicht nur im Zellstoffwechsel, sondern auch beim allgemeinen Immungeschehen und bei der Blutgerinnung eine Rolle spielen, beginnen sich regelmäßig zusammenzuscharen.

Alle diese Veränderungen sind pathologische Abwehr-Reaktionen des Bluts auf die zugeführten Nahrungsmittel und beweisen ihre ständige oder vorübergehende Schädlichkeit.

Meines Wissens gibt es bisher über den Grund der Veränderungen an den roten Blutkörperchen und Blutplättchen noch keine wissenschaftliche Erklärung. Aber das Zerplatzen der weißen Blutkörperchen beim Genuss von Milcheiweiß könnte als Abwehrreaktion auf artfremdes Eiweiß aufgefasst werden, insbesondere auf die Denaturierung dieser Eiweiße. Denn seit den Untersuchungen von POTTENGER an Katzen und KOLLATH an Ratten wissen wir, dass Milchprodukte ohne maschinelle Behandlung (Desinfektion der Behälter) und Herstellung – also stallfrische Milch und Quark aus Rohmilch – gut vertragen werden, dass aber die Produkte aus industrieller Bearbeitung ausnahmslos zu Zivilisationskrankheiten und Unfruchtbarkeit geführt haben. Besteht vielleicht ein Zusammenhang zwischen den Zivilisationsschäden und der Reaktion der Blutkörperchen im Bluttest?

Wir beobachten, dass „natives Eiweiß", d.h. rohes Fleisch und rohe Milch, im Dünndarm von Säugetieren – also auch beim Menschen – mit Hilfe von Fermenten verdaut wird; denaturiertes, sehr lange erhitztes Eiweiß aber wird zu geringen Teilen im Dickdarm durch Fäulnisbakterien abgebaut. „Natürliches" Eiweiß versorgt uns mit den notwendigen Aminosäuren, die direkt über das Blut aus der Dünndarmschleimhaut zu den Zellen gelangen, während die sich zahlreich vermehrenden Darmbakterien im Dickdarm die Schleimhaut aufs schwerste durch ihre Stoffwechselprodukte schädigen, z.B. durch Indol, Skatol, Putrescin und Cadaverin. Letztere sind eitererregende Substanzen und Leichengifte. Sie führen nicht nur zu Störungen wie Hämorrhoiden, Darmfissuren und Darmpolypen, sondern sind auch bei regelmäßigem Genuss von Milchprodukten die Ursache für die Entstehung bösartiger Tumore des Dickdarms.

Die weißen Blutkörperchen sind die „Polizei" des Körpers, sind ein wesentlicher Bestandteil des Immunsystems und dienen der Abwehr körperfremden Materials. Besonders die Lymphozyten, die hauptsächlich im lymphatischen Gewebe der Milz und der Lymphknoten gebildet werden, spielen dabei eine große Rolle. **80 Prozent der Lymphknoten aber befinden sich im Dickdarm!**

Der Verdauungsapparat ist das größte Kontaktorgan des Menschen, das gleichzeitig die wichtigste Schranke zwischen der Innen- und Außenwelt des Einzelnen bildet und vor dem Ansturm jedweder Fremdstoffe schützt. Eine gesunde Darmschleimhaut ist darum die wichtigste Voraussetzung für den normalen Austausch der Nahrungsmittel aus dem Darmrohr ins Körperinnere. Die zahlreichen Lymphknoten, besonders im Dickdarm, sind die frühesten Abwehrorgane, die der lebende Organismus überhaupt entwickelt hat, sie sind die „Wiege des Immunsystems" (RUSCH). Sie dienen nicht nur der Abwehr der zahllosen Bakterien, sondern ebenso sehr dem Schutz vor körperfeindlichen Substanzen in der Nahrung. Alles, was durch die Zellen der Darmschleimhaut gelangt, muss die engen Maschen dieser Lymphschranke passieren, deren Agenten die Lymphozyten sind.

Das Immunsystem ist also das erste und wichtigste Abwehrsystem, dessen Ursprünge vor allem im Darm zu suchen sind. Die Herausforderung durch schädliche Substanzen ruft die Abwehrkräfte des ganzen Körpers auf den Plan. Man denke an die vielen Vorgänge, die in Gang gesetzt werden, wenn ein Organismus vor einem Feind flieht! Eine lange Reaktionskette läuft dann ab, angefangen vom Anstieg des Adrenalinspiegels im Blut über Kreislauf, Atmung, Blutdruckregulation usw. Auch Veränderungen im Blut können auftreten. So weiß man, dass allein beim Einstich einer Kanüle in die Vene die Zahl der weißen Blutkörperchen sich erhöht! Wir wissen auch, dass Bakterien von weißen Blutkörperchen bekämpft werden. So ist es durchaus möglich, dass die Lymphozyten bei der Abwehr artfremden Eiweißes im Darm eine bedeutungsvolle Rolle spielen, dass sie bei der Berührung mit Nahrungsmittelkonzentraten – wie beim Bluttest – platzen können.

Es handelt sich hierbei um eine unspezifische Abwehr, die gegen das **Zuviel von Fremdkörpern** gerichtet ist. Von daher betrachtet ist jedes Nahrungsmittel ein Fremdkörper, denn es muss im Darm erst für den Gebrauch der Zellen zubereitet werden. Wir nennen diesen Vorgang **Verdauung!** Von hier ausgehend könnte eine Überempfindlichkeit gegen Nahrungsmittel folgendermaßen erklärt werden:

Die Darmschranke ist der wichtigste Schutz vor Fremdeinflüssen jeder Art, ob es sich um die Abwehr lebender Organismen oder um biochemische, chemische oder toxische Einflüsse handelt. Diese Schranke ist jedoch – wie jeder organische oder rein mechanische „Apparat" – nicht endlos belastbar: der Mechanismus nützt sich im Laufe der Zeit ab. Der Körper des Menschen und seine Organe sind auch nur „Apparate", die nicht grenzenlos tätig sein können, sondern ebenfalls Zeiten der Ruhe und Regeneration bedürfen. Und hier liegt der Fehler des letzten Jahrhunderts. Seit der industriellen Revolution hat die Menschheit nicht nur die Umwelt und die äußeren Energieressourcen ausgebeutet, sondern auch die wirkenden Kräfte des eigenen, lebenden Organismus bis aufs äußerste strapaziert, insbesondere den Verdauungsapparat. Dr. Franz Xaver Mayr wies als erster schon vor 100 Jahren darauf hin, dass der Mensch zu viel, zu oft und zu hastig isst. Heute kommt hinzu: zu giftig!

Die sogenannten Nahrungsmittelallergien sind nichts anderes als ein Ausdruck der Ermüdung, der Erschöpfung und des Zusammenbruchs unserer Schutzschranke im Darm!

Aus diesem Grunde gelangen Substanzen in den lebenden Organismus, die auf die hochspezialisierten Zellen und Zellverbände wie Feinde einwirken, die der Körper auf jede mögliche Art und Weise wieder loswerden will. Er bedient sich dabei aller zur Verfügung stehenden Wege – zuerst der Haut! Alle Veränderungen der Haut–

21

oberfläche sind Ausscheidungsreaktionen auf körperfremde Stoffe – insbesondere der Milch! Mit Milchschorf fängt es an, und mit der Neurodermitis, dem generalisierten Ekzem und der Psoriasis hört es auf. Wenn die äußere Haut nicht ausreicht oder versagt, übernehmen die Schleimhäute diese Aufgabe. Heuschnupfen, chronische Sinusitis (Nebenhöhlenentzündung), akute und chronische Entzündung der Schleimhäute von inneren Organen, wie Gastritis, Colitis, Nephritis, Cystitis. Schließlich folgen die degenerativen Erkrankungen: Arthrosen (Gelenke der Knochen und Wirbelsäule) und Systemerkrankungen, wie z.b. Multiple Sklerose, Krebs, AIDS usw. Die von Menschen ausgebeutete und vergiftete Umwelt prallt auf den vorgeschädigten Darm, der von der falschen Nahrung bereits schwer erschöpft ist und ungenügend arbeitet. Diese zerstört und vernichtet den letzten Rest der funktionierenden Darmschleimhaut, so dass zunächst die Darmkrankheiten weiter zunehmen: Colitis ulcerosa, Morbus Crohn, Dickdamkrebs. Jetzt ist dem Eindringen von schädlichen Substanzen Tür und Tor geöffnet: Mit dem Zusammenbruch des Immunsystems in der zerstörten Darmschleimhaut treten die Allergien auf den Plan. Antibiotika, die bei den verschiedensten Entzündungen schon im frühesten Kindesalter gegeben werden, greifen nicht nur das Immunsystem an, sondern die Vernichtung der Darmbakterien – die natürlichen Feinde der Darmpilze – löst ein hemmungsloses Wachstum der verschiedensten Pilzsorten aus, allen voran der Candida albicans! So etwa kann die Entstehung der Nahrungsmittel-Unverträglichkeiten in groben Zügen dargestellt und erklärt werden.

Nach diesem subjektiven Bericht sollen Beobachtungen und Erkenntnisse von Autoren aus aller Welt folgen, die zur Klärung der Frage beitragen, ob und welche Milch sich als Nahrungsmittel für den Menschen eignet.

Was man bisher über Schädlichkeit oder Eignung der Milch als Lebensmittel weiß

Nachdem ich meine persönlichen Erfahrungen über den Wert und die Ergebnisse des Milchgenusses bei mir und meinen Patienten niedergeschrieben hatte, wollte ich mich in der mir zur Verfügung stehenden Literatur – möglichst weltweit – informieren, was andere Autoren über dieses Problem beobachtet und festgestellt hatten.

Mir ist folgendes aufgefallen:

1. Schon frühzeitig in verschiedenen Ländern und Kulturen stand die Milch keineswegs, wie bei uns, im Vordergrund der Ernährung für Kinder und Erwachsene. Ganz im Gegenteil wurde sie nur gelegentlich „zum Vergnügen" genossen. Auch im Westen ist erstmals Kuhmilch im Jahre 1793 einem Säugling zum Trinken angeboten worden.

2. Dies änderte sich drastisch in unserem Jahrhundert, nachdem das **Consumer Bulletin**, New York, Ausgabe November 1959, folgendes veröffentlichte:

„Der bekannte Ernährungsexperte, der einen ausgedehnten Genuss von Milch zum Zwecke der „**Supergesundheit**" befürwortete, drückte die Ansicht aus, dass Milch das natürlichste aller Nahrungsmittel sei, die die Natur zum alleinigen Zweck, als Nahrung zu dienen, hervorgebracht hat.

Sein Gedanke fand besonderen Anklang bei einigen **prominenten Diätärzten** und **Ernährungswissenschaftlern** sowie Mitarbeitern an **Landwirtschaftsschulen** (Hervorhebungen durch

23

die Autorin), von denen viele erfreut die Ansicht akzeptierten und verbreiteten."

In diesem aufschlussreichen Artikel liegt versteckt ein Denkfehler, nämlich es fehlt der kleine Zusatz „...als Nahrung **für den Nachwuchs der betreffenden Muttertiere".**

3. Die fünfziger Jahre waren die Zeit des „**Butterberges".** Viele Bauern wurden damals, zum Teil durch Subventionen, zum Teil durch Zwang, dazu gebracht, ihre Kuhbestände zu reduzieren. Ich war selbst Zeuge davon: Der obige Irrtum hatte zur Folge, dass bereits 1966 und 1967 ca. 36 Milliarden kg Milch, gemäß den US-Bundesstatistiken, in Amerika konsumiert wurden. Das entspricht 28 % der Gesamtnahrungsmenge und steht damit an erster Stelle der Verbrauchsstatistik. An zweiter Stelle beim Nahrungskonsum findet sich das Fleisch mit 20 Prozent. In beiden Fällen handelt es sich um tierische Eiweiße. An dritter und vierter Stelle stehen Getreide mit 12 % und Gemüse mit 11 %. Dann folgen mit 8 % Kartoffeln und mit jeweils 7 % Obst und Zucker. Das heißt, über die Hälfte (55 %) der Ernährung besteht aus „unnatürlichen" – was soviel heißt wie denaturierten, also gekochten oder maschinell hergestellten – Nahrungsmitteln (Milch, Fleisch, Zucker) und zu 33 % aus meist ebenfalls „denaturierten", weil gekochten Substanzen. Die genauen Werte sind auf der folgenden Seite nochmals als Tabelle aufgeführt.

Diese Tabelle kann als repräsentativ für die gesamte westliche euro-amerikanische Welt angesehen werden, besonders was die ersten drei Positionen anbetrifft. Die einzelnen Nationen variieren natürlich in gewissem Umfang infolge volkstümlicher Essensvorschriften. Dies kann jedoch in diesem Zusammenhang vernachlässigt werden.

Milch	28 %	Obst	7 %	Sonstiges	1 %
Fleisch	20 %	Zucker	7 %		
Getreide	12 %	Öl	3 %		
Gemüse	11 %	Speiseeis	1,5 %		
Kartoffeln	8 %	Kaffee	1,5 %		

4. Seit der Zeit des Butterberges (fünfziger Jahre) und der amerikanischen Tabelle (sechziger Jahre) sind 40 bis 50 Jahre vergangen. Diese Zeitspanne ist aufschlussreich und erklärt eindeutig, wie es zur Zunahme der Nahrungsunverträglichkeiten gekommen ist.

Denn HUGO BATT hat in seinem ebenfalls in den fünfziger Jahren (1956) erschienenen Buch „Vegetative Ermüdung als pathogenetisches Prinzip" beschrieben, dass das vegetative Nervensystem nach 40-jähriger Überforderung (z.B. durch Stress) zusammenbricht, weil die natürlichen Regulationsmechanismen nach dieser Zeit erschöpft sind: „Der Körper läßt uns etwa 40 Jahre an langer Leine". Danach ist er nicht mehr in der Lage, unser ständiges Fehlverhalten regulativ zu kompensieren: Er ist am Ende! Eine Vorstufe sind die sogenannten Nahrungsmittel- „Allergien". „**Allergie**" heißt hier: Der Organismus vermag das Übermaß unserer Fehler nicht mehr zu kompensieren, so dass schließlich schon kleinste Mengen allergener Substanzen mit Symptomen beantwortet werden. Die Nahrungsmittel werden zu Fremdstoffen, gegen die er jetzt endgültig protestiert – auch ohne Bildung von **Antikörpern**. Das ist überaus sinnvoll; denn wenn der Mensch gegen Nahrungsmittel Antikörper produzieren würde, könnten wir bald überhaupt nichts essen, sondern würden allesamt im Allergieschock zugrunde gehen.

Nach dieser Zwischenerklärung zurück zur „Milchallergie". Aus der amerikanischen Tabelle geht hervor, dass in Amerika Milch das meist konsumierte Nahrungsmittel ist. Genauso liegen die Verhältnisse auch in den europäischen Ländern. In allen Allergiestatistiken, die ich zu sehen bekam, stehen obenan Milch und Milchprodukte.

Ihnen folgen Getreide und mehr oder minder tierische Eiweiße. Nach dem Überkonsum von Fleisch in den sechziger und siebziger Jahren geht er kontinuierlich wieder zurück, weil das tierische Eiweiß – tagtäglich genossen – inzwischen als Ursache vieler Zivilisationskrankheiten erkannt worden ist, in Europa erstmals durch BIRCHER-BENNER. Statt Fleisch wurde jetzt Milch genossen.

Milch, Getreide und tierische Produkte wie Fleisch, Wurst oder Eier haben eines gemeinsam: sie sind Eiweißträger. Beim Getreide ist **Gluten** das Eiweiß. Hier befinden wir uns wieder bei dem Thema der Milchallergie.

Die Rolle des Eiweißes:

Eiweiß ist ein besonderer Stoff. Jeder Mensch hat sein spezifisches Eiweiß, das seine einzigartige Individualität bestimmt. Seine Produktion ist eine einmalige kreative Schöpfung. So ist der Körper daran interessiert, sein individuelles Eiweiß zu erhalten und nur im Notfall zu ergänzen, wie zum Beispiel während der Zeit des Wachstums. Danach möchte er es sich, möglichst im Recycling-Verfahren, erhalten. So ist bereits in den fünfziger Jahren wissenschaftlich nachgewiesen worden, dass der menschliche Organismus beim Älterwerden das beim Abbau freiwerdende Eiweiß zum Wiederaufbau von neuen Zellen verwendet. Dies ist einfacher und rationeller, als aus den kleinen Aminobausteinen der Nahrung immer wieder neues arteigenes Eiweiß aufzubauen.

Das **Zuviel an Fremdeiweiß** scheint eine ungeheure Belastung für den Körper zu sein, einmal ein Zuviel an Ausscheidung und zum anderen ein Zuviel an Schlackendepots der Eiweißabbauprodukte (insbesondere der Schwefel-, Stickstoff- und Phosphorsäuren).

Auf besondere Weise belasten sie den **Säure-Basen-Haushalt**, das Zünglein an der Waage der Gesundheit. So ist es begreiflich, dass Eiweiß, welches am Anfang unserer Existenz von eminenter Bedeutung ist, im Laufe des Lebens zu einer immer größer werdenden Belastung des Körpers wird und schließlich in Krankheit mündet. Aber sogar die Krankheiten sind im Grunde sinnvoll, wenn man sie als Ausdruck lebensnotwendiger, ja lebenserhaltender Prozesse versteht. Je akuter, desto besser! Chronische, ja versteckt verlaufende Krankheiten, weisen auf die nachlassende Abwehr und Erlahmung des Immunsystems hin. Alle Zivilisationsleiden gehören zu dieser Gruppe.

Argumente pro und kontra Milchgenuss

Nach diesen allgemeinen Ausführungen soll das **Für** und **Wider** des Milchproblems beleuchtet werden. Bis hin zum Menschen ist Milch die Nahrung aller neu geborenen Säugetiere. Das Wort „Säuge-Tier" weist schon auf die besondere Bedeutung der ganz spezifischen Nahrungszufuhr der Säugetiere hin. Jedes neugeborene Lebewesen ist ein „Säugling". Das besagt folgendes:

1. Die Milch ist nur dann vollwertig, wenn sie direkt aus der Brustwarze des Muttertieres in den Mund des Säuglings gelangt. So kann sie von keinerlei Fremdkörpern verunreinigt werden.

2. Die Milch kommt auf diese Weise auch nicht mit der Luft, dem Sauerstoff und dem Licht in Berührung. Diese Stoffe reagieren sofort mit den Bestandteilen der Milch und verringern ihre Qualität.

3. Auf diese Weise können auch keine unerwünschten Bakterien die Milch verunreinigen. Die Muttermilch bietet nämlich nicht nur dem Menschen oder Tier, sondern auch den Bakterien ein ideales Nahrungsmilieu.

4. Jedes Muttertier produziert eine Milch, die den jeweiligen Bedürfnissen und dem Alter des Säuglings entspricht. Das erreicht keine noch so kunstvoll und nach wissenschaftlichen Erkenntnissen zusammengesetzte Milch.

5. Man könnte pointiert sagen: Wer nicht das Glück hatte, die Milch seiner Mutter zu erhalten und direkt aus der Mutterbrust zu trinken, verliert bereits in den ersten Lebenstagen seinen artbestimmenden Namen: „Säugetier". Er wird zu einem fremdbestimmten Wesen, das schon allzu früh die Fähigkeit zur Selbstbestimmung,

zur Selbstbesinnung und zu persönlicher Verantwortung verliert. Diese Eigenschaften zeichnen dagegen alle „Säuglinge" aus, die lange genug von der eigenen Mutter „gestillt" worden sind. Es gibt nicht nur bei den Naturvölkern, sondern auch in der sogenannten „kultivierten" Welt Frauen, die noch eine lange Zeit ihr Kind an die Brust legen, auch über Jahre hinaus, ohne Schaden für die Mutter, weil der Hormonhaushalt sich darauf einstellt und dadurch zu rasche weitere Schwangerschaften verhindert. Diese naturgegebenen Bedingungen dürfen nicht durch wirtschaftliche Interessen unterlaufen werden.

6. Der wichtigste Faktor jedoch, der die Muttermilch vor jedweder tierischen oder industriell hergestellten trinkfähigen Säuglingsernährung auszeichnet, hängt mit der natürlichen Darmflora des Säuglings zusammen. Die Muttermilch enthält nämlich eine Gruppe komplexer Darmbakterien, die den normalen Bedingungen des Verdauungsapparats des Säuglings und Kleinkindes entspricht. Diese Bakterien gehören zur Gruppe der sogenannten **Laktobazillen.** Sie sollten vom Säuglingsalter an bis an sein Lebensende im Darm des Menschen enthalten sein, und zwar aus dem gewichtigen Grund, weil sie allein den natürlichen Verdauungsablauf garantieren und den Menschen vor Krankheiten und Allergien bewahren. Diese wichtigen Funktionen gewinnt der Mensch durch den in der Muttermilch reichlich enthaltenen Zucker **Laktose.** Diese Zuckerart erzeugt im Säuglingsdarm ein **saures Milieu.** Andere Zuckerarten, wie z.B. die Galaktose der Kuhmilch, schaffen im Darm ein basisches Milieu. Das saure Milieu im Darm des Babys aber verhindert das Wachstum vieler anderer Bakterien, so wie die Magensäure die Bakterien im Magen tötet. Das basische Milieu aber ist eine ideale Umgebung für das Wachstum vieler Organismen, insbesondere schädlicher Fäulnisbakterien. Letztere bewirken auch den stinkenden Geruch des Stuhles von künstlich ernährten Säuglingen. Ein gestilltes Kind dagegen entleert keinen unangenehm riechenden Stuhl! Am Anfang des Lebens findet sich bei einem in den ersten Wochen

und Monaten ausschließlich mit Muttermilch ernährten Kind im Darm eine Reinkultur von Lactobacillus bifidus. Die Stoffwechselendprodukte dieses Bazillus haben die Eigenschaft, den Säugling vor dem Wachstum aller übrigen, in den Darm eindringenden Organismen zu schützen. Im gleichen Sinne wirkt der sogenannte „Bifidus-Faktor" der Muttermilch. Es handelt sich dabei um eine spezielle Zuckerverbindung, die nicht in der Kuhmilch enthalten ist und welche besonders das Wachstum vieler Arten von Laktobazillen fördert. Der Bifidus-Faktor und die saure Umgebung garantieren die Entwicklung einer stabilen Bifidusflora beim Neugeborenen und späterhin eine gesunde Darmflora beim Erwachsenen.

Von den drei bekannten Laktobazillenarten – bulgaricus (1), acidophilus (2), bifidus (3) – spielt auch der Lactobacillus acidophilus beim Erwachsenen eine wichtige Rolle. Er findet sich vorwiegend in Sauermilchgetränken. Der Lactobacillus bulgaricus kommt hauptsächlich in rohem Käse vor. Die drei Arten Laktobazillen zeichnen sich alle durch folgende Eigenschaften aus:

1. Sie zerlegen Zucker und erzeugen Milchsäure.

2. Sie sind widerstandsfähig gegen Säuren (z.B. im Magen, besonders der Lactobacillus acidophilus).

3. Sie erzeugen Vitamine.

Mit Hilfe der Laktobazillen können wir Vitamine selbst erzeugen, jedoch nur, wenn wir gleichzeitig kein Fleisch und keinen Zucker essen! In diesen Fällen entwickelt sich im Darm das Bakterium Anoilase, welches Vitamine zerstört. Davor bewahrt uns auch keine vitaminreiche anderweitige Kost!

4. Die Laktobazillen unterstützen ferner die Entwicklung des Kindes durch einen von ihnen produzierten Wachstumsfaktor.

5. Sie beugen Lebensmittelvergiftungen vor und verringern die Ansteckungsgefahr gegen Durchfälle, ausgelöst durch Typhus- und Cholerabazillen sowie Salmonellen aller Art.

Die Laktobazillen nehmen beim Älterwerden kontinuierlich ab, besonders beim Genuss von tierischem Eiweiß und pasteurisierter und industriell verarbeiteter Milchprodukte, z. B. Quark, Joghurt und Käse. Man hat auch beobachtet, dass Babys, die zuerst Muttermilch bekommen haben und anschließend künstlich ernährt worden sind, rasch die Laktobazillen verlieren. Statt dessen entwickeln sich andere unbedeutende Bakterienarten, die das Baby schwächen und seine Gesundheit untergraben. Wechselt man jedoch von künstlicher Ernährung über auf Muttermilch, nehmen die Laktobazillen rasch wieder zu. Der Nährwert von Milch steht und fällt also mit dem Vorhandensein der Bifidus-Kulturen.

Erhitzte Muttermilch verliert diesen Wert, ja das Absterben der Laktobazillen durch ständig hohe Temperaturen in erhitzter Muttermilch kann den Tod des Kindes herbeiführen.

Ebenso führt die Sterilisation, auch bei niedriger Temperatur (80 Grad), und der Zusatz von Konservierungsstoffen zum Verlust der Laktobazillen. Pasteurisierte Milch – sogar zusammen mit Laktobazillen – ist kein Ersatz für Muttermilch. Zum Beispiel sterben Kälber innerhalb von drei Monaten, wenn sie mit pasteurisierter Milch gefüttert werden. Darum ist es verständlich, wenn Säuglinge von Natur aus Kuhmilch ablehnen. Nimmt ein Baby jedoch Kuhmilch an, sollte dies eine Vor-Warnung sein. Es bedeutet, dass dieses Kind während der Schwangerschaft durch den Milchgenuss der Mutter an die Milch angepasst (desensibilisiert) worden ist. Daraus wird fälschlich geschlossen, dass Milch von Kindern gut vertragen wird. In Wahrheit wirkt Milch abführend, weil der Darm sie wie jeden anderen Fremdkörper abweist. Deswegen gibt man Hunden keine Milch.

31

Die Milchindustrie hätte sich nicht so gewaltig ausbreiten können, wenn es die Pasteurisierung nicht gegeben hätte. Der Chemiker Louis Pasteur hatte das Verfahren zur Abtötung der Keime ursprünglich nicht für die Milch vorgeschlagen, sondern nur zur Rettung der französischen Weinindustrie. Diese drohte zu erliegen, weil der Wein durch Bakterienbefall rasch sauer wurde. Kurzschlüssig versprach man sich denselben Erfolg von der Erhitzung der Milch. Die „Pasteurisierung" gestattete seitdem die vielseitige Verwendung der Milch bis auf den heutigen Tag. Im Besonderen aber rettete sie in den 50er Jahren die Milchindustrie vor dem Butterberg! Der „Erfolg" äußerte sich zuallererst in der Zunahme allergischer Krankheiten (wie Heuschnupfen, Urticaria, Neurodermitis, Ekzeme, Asthma, Colitis ulcerosa, Phosphatüberempfindlichkeit und nicht zuletzt in der Entstehung von Brust- und Darmkrebs). Zum anderen nahm die Osteoporose immer mehr zu, obgleich zu keiner Zeit so viel Milch konsumiert wurde wie in den letzten Jahren.

Wie sind diese Widersprüche zu erklären, wo die Milch doch „das natürlichste aller Nahrungsmittel" sein soll, sie außerdem den Erwachsenen in hervorragender Weise mit Proteinen und Calcium, zwei der lebenswichtigsten Stoffe, versorgt? Das hängt damit zusammen, dass die Verstoffwechselung der Milch nicht nur von der Quantität an diesen Substanzen abhängt, sondern von der Qualität der Milch. Diese ist wiederum durch die Bedürfnisse und Lebensbedingungen des jeweiligen Lebewesens, gleichgültig, ob Mensch oder Tier, bedingt. Nicht nur Eiweiß und Calcium, sondern auch die Menge von Wasser, Glucose, Fett, Phosphor, Cholesterin, von Kalium, Natrium und Chlor, sind dem jeweiligen Alter des Lebewesens angepaßt, das die Milchnahrung des Muttertieres erhält. Die Stoffwechselverhältnisse der jeweiligen Tierart (und des Menschen) sind ganz spezifisch ihren entsprechenden Bedürfnissen zugeschnitten. Wer sich darüber näher informieren will, lese das kleine Büchlein von Herman Aihara: „Milch, ein Mythos der Zivilisation".

Ich möchte an dieser Stelle nur auf das Calcium-Problem und auf weitere weniger bekannte und darum nicht berücksichtigte Punkte hinweisen:

Punkt I – Das Calcium

Natürlich bedarf der menschliche Organismus dringend des Calciums, im Besonderen zum Aufbau des Knochengerüsts und der Zähne. Der komplizierte Stoffwechsel des Calciums soll hier vernachlässigt und nur die Frage der Aufnahme des Calciums im Darm betrachtet werden. Leider geht die Rechnung nicht auf, wenn wir davon ausgehen, dass der Mensch ebensoviel Calcium gewinnt, wie er sich zuführt. Denn der Kalium- und Magnesiumspiegel dürfen nicht höher sein als der Natrium- und Calciumspiegel und umgekehrt, sonst treten zum Beispiel Wadenkrämpfe auf. Diese sind daher ein warnendes Anfangssymptom und bedeuten: entweder zuviel Magnesium (und Kalium) oder zu wenig Calcium und Natrium.

Im Gegensatz zur Kuhmilch enthält Muttermilch reichlich Phosphor, das zur Ausbildung des Gehirns gebraucht wird. Bei der Kuh dagegen ist der Calciumgehalt dreimal höher als beim Menschen wegen der viel früher erforderlichen Ausbildung des Knochengerüstes. Es ist ein Kurzschluss im Denken, wenn wir annehmen, dass dieses Übermaß des Calciums in der Kuhmilch bei Osteoporose den Rückgang des Knochenschwundes während des Klimateriums verhindern könnte. Denn in Wirklichkeit gelangt das Calcium zum kleinsten Teil in den Blutkreislauf. Es verklumpt schon im sauren Magen zusammen mit der Phosphorsäure und dem Milcheiweiß zu einer festen Masse und kann in dieser Form von den Verdauungssäften fast nicht verstoffwechselt werden, sondern wandert langsam durch den Darm, zersetzt sich dabei und bildet verschiedene Schlackenstoffe, die entweder den Fäulnisbakterien als Nahrung dienen oder über die Ausscheidungsorgane aus dem Körper entfernt werden. Das bedeutet, dass das Calcium der Milch überhaupt nicht vom menschlichen Körper verwertet werden kann! Weiter soll hier auf die Therapie der Osteoporose nicht eingegangen werden (siehe Literaturangaben).

Wie steht es mit dem Fettgehalt der Milch? Er ist bei Mensch und Tier gleich hoch. Aber in der Muttermilch sind viel mehr ungesättigte Fette enthalten als in der Kuhmilch. Ungesättigte Fette jedoch sind zum Aufbau von Vitaminen und Enzymen im kindlichen Körper dringend erforderlich, entsprechend seinen viel differenzierteren Aufgaben als denen des Tieres. Erhält der Mensch nun durch die Milchprodukte viel zu viel Neutralfette, kann er sie nicht gebrauchen, sondern lagert sie z. B. in den Gefäßwänden ab. Hier können sie durch Verengung des Lumens zu Durchblutungsstörungen bis hin zu Gefäßverschlüssen, Schlaganfällen und Herzanfällen führen. Seit Jahren wird daher zur Vorbeugung von Arteriosklerose und Herzinfarkt vor zuviel Fettverbrauch gewarnt. Fett führt zur Bildung von Cholesterol, und letzteres ist ein Bestandteil von Gefäßablagerungen. Diese Zusammenhänge sind der Schulmedizin schon seit Jahrzehnten bekannt.

Punkt II – Milchfett

Anders verhält es sich mit einer ebenso verhängnisvollen, kaum berücksichtigten Eigenschaft des Milchfettes. Dieses Thema ist ausführlich in dem Buch von Helmut Weiss: „Kranker Darm – Kranker Körper" (Haug-Verlag) behandelt worden. Als Mayr-Arzt hat er jeden Darm seiner Patienten vor Beginn einer Mayr-Kur röntgen lassen und konnte dabei die Auswirkungen des Milchfettes beobachten.

Die Fette werden sogleich nach der Verdauung im Darm über die Lymphgefäße dem Blutstrom zugeführt. Die Anzahl der Lymphbahnen ist selbstverständlich dem wirklichen Bedarf des menschlichen Körpers an Fettprodukten angepasst. Wer dagegen zuviel Fett zu sich nimmt, lagert es nicht nur im Fettgewebe ab, sondern dieses Fett muss vorher die „Fettstraße" in den Lymphgängen passieren.

Wir wissen, dass in der Milch viel Fett enthalten ist, gewinnen wir daraus doch Butter und Rahm. Wenn wir uns mit der Milch (1 – 2 Liter pro Tag) oder den Milchprodukten (Butter, Sahne, Käse usw.) viel zuviel Milchfett zuführen, reichen die Lymphkapillaren nicht aus, alles Fett in die Blutbahn zu transportieren (glücklicherweise, können wir sagen!). Statt dessen kommt es zu Stauungen im Lymphgefäßsystem, angefangen an der Mündungsstelle des Hauptlymphganges in die rechte und linke Hohlvene (Nackengegend!) bis hin zur Anfangsstrecke im Darm. Schließlich kommt es zur Verstopfung aller Lymphstraßen, es kommt zum **Lymphstau.**

In die Lymphbahn sind zahlreiche Lymphknoten eingeschaltet, die diese Fett-Tröpfchen ebenfalls passieren müssen. So werden auch die Lymphknoten in die allgemeine Stauung einbezogen und vergrößern sich, d.h. sie können nicht mehr den eigentlichen Aufgaben der Abwehr körperfremder Stoffe (Bakterien, Toxine u.ä.) dienen. Sie vergrößern sich lediglich und beeinträchtigen damit ihre eigentliche Funktion. Dies hat erhebliche Folgen, weil die Verstopfung und Vergrößerung der Lymphknoten und der zuführenden kleineren Lymphgefäße die Ursache der verschiedensten Kinderkrankheiten wird (Masern, Röteln, Mumps, Windpocken, Keuchhusten, Scharlach und Diphtherie). Natürlich geschieht dasselbe auch beim Erwachsenen! Aber da die Lymphflüssigkeit alle Organe und Gewebe durchzieht – die Lymphbahnen entsprechen der Kanalisation des menschlichen Körpers – wird schließlich auch das gesamte Bindegewebe ein Opfer der Verstopfung. Anstatt dass Abfallstoffe aus dem Zellstoffwechsel, die außer dem Fett durch diese Lymphabflüsse abtransportiert werden und zu den Ausscheidungsorganen gelangen, kommt es zum Rückstau und zum Überfließen dieser Produkte in die Organe und in sämtliche Gewebe und damit zur Entstehung von vielen gesundheitlichen Störungen, denen die Menschen oft ratlos gegenüberstehen. Z. B. allgemein zu Anschwellungen der Beine, Erkältungsanfälligkeit, Infektabwehrschwäche. Oder auf der Organebene: zur Entstehung von Polypen und Wucherungen von zunächst gutartigen Tumoren: wie Lipome (Fettgeschwülste),

Myome, Cysten und Polypen der verschiedensten Schleimhautregionen (Darm, Harnblase, Gallenblase, Nasenschleimhaut). Wenn dies jahrelang weitergeht, können sie auch krebsartig entarten. Jeder vermag sich selbst die Folgen jahrelangen Fettüberschusses durch die Verstopfung unseres Kanalisationssystems vorzustellen!

Punkt III – Das Problem der Anpassung und Ermüdung

Wir haben uns derart allein auf die Frage der Nahrungsmittel eingestellt, dass wir beim heranwachsenden Menschen einen wesentlichen Faktor vergessen haben, nämlich den **Lernfaktor**. Wir glauben, dass nur das Gehirn lernen muss, sich mit zunehmendem Alter den sozialen, seelischen und geistigen Faktoren seiner Umwelt anzupassen. Aber dass auch der Darm lernen muss, sich in ähnlicher Weise der zugeführten Nahrung anzupassen, ist nur in Ansätzen – im Säuglings- und Kleinkindalter – berücksichtigt worden. Der rasche Stoffwechselprozess, der sich immer wieder neu dem wachsenden Organismus angleichen muss, ist bei der Geburt 20-mal schneller als beim 20-Jährigen, er verlangsamt sich ständig während des ganzen Lebens bis hin zum Alter. Der Stoffwechsel eines 60-Jährigen läuft um ein Drittel langsamer ab als der eines 40-jährigen Menschen. Diese Tatsache führt nur beim Sport zu Konsequenzen, nicht aber beim Darm: Ein Hochleistungssportler oder Tänzer gelangt mit 40 Jahren an die Grenzen seiner Leistungsfähigkeit: Weil sein Körper und seine Muskulatur den Anforderungen nicht mehr gewachsen sind!

Der Darm ist der größte Muskel des Menschen, auch er muss „trainiert" und seine ständige Leistungsfähigkeit erhöht werden. Wird er überfordert, erschlafft er und wird leistungsunfähig. Genau dies ist das Schicksal unseres Verdauungsapparates. Durch falsches Essen einerseits und Überfütterung andererseits wird er schon in der Kindheit krank. Wir wollen uns hier allein auf die Milchprodukte beschränken und können uns dabei auf Dr. Mayr beziehen. Er hat nämlich beobachtet, dass der Verdauungsapparat seine größte Leistungsfähigkeit mit etwa 9 Jahren erreicht. Zu dieser Zeit beginnt (wie im 1. Lebensjahr) ein zweiter gewaltiger Wachstumsschub, für den der Darm gerüstet sein muss. Daraus ziehe ich den Schluss, dass man **erst** zu diesem Zeitpunkt versuchen sollte, **versuchsweise** einem Kind Milch oder Milchprodukte anzubieten. Wenn sie – in kleinen Mengen genossen – vertragen werden, könnten sie auch weiterhin gegessen werden, aber **immer in kleinen Mengen** und **nicht täglich** und natürlich vom Biobauern, keine Fabrikmilch!

Mit 40 Jahren, spätestens mit 45 Jahren (wie beim Sportler und Tänzer), sollte man mit den Milchprodukten ebenso verfahren, desgleichen mit allen übrigen Nahrungsmitteln. Der nachlassenden Leistungsfähigkeit des Stoffwechsels entsprechend sollten sie kontinuierlich langsam reduziert werden. Wer sich nicht durch „Gaumenkitzel" zum Vielessen verführen lässt, wird erstaunt feststellen, dass er sich auch mit weniger satt und wohl fühlt. Außerdem ist es leicht, am Zustand des Darmes und am Grad der Gewebsübersäuerung den Zustand des Stoffwechsels aufs Genaueste zu diagnostizieren.

Ich muss noch auf den eingangs erwähnten essentiellen Hochdruck zu sprechen kommen. Der wichtigste Hinweis über Zusammenhänge zwischen ständigem Konsum von Milchprodukten und Bluthochdruck kommt von Hugo Batt. Er stellte fest, dass der vegetativen Erschöpfung eine Übererregung des Vegetativums vorausgeht. Auf den hohen Blutdruck bezogen heißt dies, dass beim Höhepunkt der nervösen Erregbarkeit auf den Hochdruck die vegetative Erschöpfung mit dem Umschlag in den niedrigen Blutdruck folgen muss. Klassisches Beispiel sind die beschriebenen Fälle erhöhten Blutdrucks bei den geschilderten Reihenuntersuchungen Jugendlicher (1958 und 1959). Die Grenze zwischen Hochdruck und Niederdruck ist aber abhängig vom übrigen Lebensstil. Je „gesünder", d.h. nach bestem Wissen „gesundheitsbewusster" jemand lebt, desto länger und um so höher behält der Betroffene den Bluthochdruck. Ein Lehrbeispiel erlebte ich selbst, als ich mich mit 61 Jahren nach einer

Hochdruckattacke von 230/150 einer fachärztlichen Untersuchung mit Herzkatheter unterzog. Das Ergebnis: Herz und Kreislauf sind besser, als es dem Alter entspricht! Dieser Befund spricht Bände: ich hatte so gesund, wie es mir möglich war, gegessen. Dies genügte, den „Stress" der täglichen Zufuhr von Milcheiweiß mit einem ständigen hohen Blutdruck zu beantworten. Die Blutgefäße waren so normal, dass sie **ohne Medikamente** dem hohen Blutdruck standhalten konnten. Diese Erklärung wirft ein erhellendes Licht auf den sogenannten „essentiellen Hochdruck". Dieser findet sich vorwiegend bei intelligenten und gesundheitsbewussten Menschen. Solange nicht weitere Stress-Situationen hinzutreten, verläuft der Hochdruck symptomlos. Ja derartige Menschen fallen häufig durch ihre Lebhaftigkeit auf. Dies ist jedoch nichts anderes als eine „allergene Spannung".

Schlussfolgerungen aus den Beobachtungen

Zum Schluss will ich von meinen persönlichen Konsequenzen sprechen, die sich mir logisch aus diesem Text ergeben haben.

1. Aus eigener Erfahrung und durch Beobachtung an meinen Patienten, zuletzt aus der Literatur der ganzen Welt, ist mir deutlich geworden, dass die Kuhmilch für den regelmäßigen Gebrauch in der Ernährung des Säuglings und Kindes bis Ende des achten Lebensjahres schädlich ist. Nur einigermaßen gesunde Menschen mit gut funktionierendem Verdauungsapparat können als Erwachsene gelegentlich kleinere Mengen von Milch und Milchprodukten ohne Schaden, gewissermaßen als „Genussmittel", zu sich nehmen.

2. Wer regelmäßig, ja täglich, Milch und Milchprodukte isst, erlebt, dass der Körper die dadurch entstandenen für den menschlichen Organismus schädlichen Substanzen auf die verschiedenste Art und Weise ausscheidet. Diese Reinigungsprozesse werden allgemein als „Krankheit" beurteilt und deswegen häufig durch Medikamente symptomatisch unterdrückt. Das erste und wichtigste Ausscheidungsorgan ist die Haut. Darum leiden gerade Kinder, deren Funktionen noch auf natürliche Art und Weise ablaufen, an Krankheiten, die mit Hauterscheinungen verbunden sind (Masern, Röteln, Windpocken, Scharlach). Oder aber sie bekommen Krankheiten, die sich hauptsächlich an den Drüsen abspielen, weil diese für die Entgiftungsprozesse zuständig sind (Diphtherie, Mumps, Angina). Es handelt sich bei diesen um ausgesprochene „Kinderkrankheiten". Aber nicht nur die äußere Haut, sondern auch die Schleimhäute versuchen gleichzeitig, die toxischen Fremdstoffe über die verschiedenen Ausscheidungsorgane loszuwerden (Schnupfen, Asthma, Colitis ulcerosa, Morbus Crohn).

Helmut Weiss kommt daher zu der sehr mutigen Konsequenz, die Milchzufuhr drastisch zu verringern oder besser ganz fortzulassen. Auch ich selbst habe die Nachteile im Kleinkindalter am eigenen Leibe erlebt. Die Ergebnisse nach Streichung aller Milchprodukte geben ihm in meinem Falle voll und ganz recht.

Zuletzt will ich kurz auf die Vitamine und Abwehrstoffe der Muttermilch im Vergleich zur käuflichen Kuhmilch hinweisen. In der Kuhmilch sind nur die Hälfte bis zu einem Zehntel der wichtigsten Vitamine enthalten, weil Jungtiere sich schon sehr früh selbst aus dem rohen Gras genügend Vitamine zuführen können. Besonders reich ist die Muttermilch des Menschen an den fettlöslichen Vitaminen A und E. Das fettlösliche Vitamin D baut sich der Körper mit Hilfe der Sonnenbestrahlung selbst auf. Es genügt schon die Bestrahlung des Gesichtes, fehlende Sonne führt zur Rachitis. Ein gestilltes Kind wird kaum an Rachitis erkranken. Eine künstliche Überdosierung aber ist genauso schädlich wie das Fehlen von Vitaminen. Sie kann z. B. zu unnatürlich dicken Schädeldecken und einengenden kalkhaltigen Ablagerungen in der kindlichen Aorta führen. Gelegentlich bleiben die Kinder dadurch auch geistig zurück.

Vitamin C ist in der Muttermilch reichlich enthalten; in pasteurisierter Kuhmilch fehlt es jedoch fast vollständig. Ein gestilltes Kind wird nicht einmal an Skorbut (entsteht durch Vitamin-C-Mangel) erkranken, auch nicht, wenn die Mutter selbst darunter leidet!

Hiermit wollen wir das „Sündenregister" der Milch abschließen. Es konnte im Rahmen dieser zusammenfassenden Übersicht nur das Wesentliche beschrieben werden. Eines ist jedoch deutlich geworden, und zwar die fundamentale Erkenntnis: dass die **Muttermilch die einzig natürliche Kost für jeden Säugling** darstellt, ob Mensch oder Tier und niemals gegen die Muttermilch einer anderen Tierart austauschbar ist. An diesem Punkt trennen sich die Wege zu Gesundheit und Schönheit, Glück und Zufriedenheit – oder zu Krankheit und Siechtum. Anzeichen für die Unverträglichkeit der

40

Milch sind vor allem Hauterscheinungen, wie Akne, Ekzem, Psoriasis, Rosacea, Haarausfall usw.

Gleichzeitig wirkt sich auf die Länge der Zeit auch die Säure im tierischen Eiweiß auf die Gesundheit nachteilig aus („Quark ist eine Eiweißbombe" – BRUKER). Milcheiweiß führt zur Gewebeübersäuerung und damit zur Störung des Säure-Basen-Haushaltes. Sie äußert sich häufig in den verschiedenartigsten rheumatischen Beschwerden. Zuletzt kommt es zur Schädigung des Immunsystems und damit auch zu Krebs, AIDS, Candidiasis u. ä. Ich glaube, es ist keine Übertreibung, wenn der Milchgenuss zum hauptsächlichen Auslöser für die meisten Zivilisationskrankheiten abgestempelt wird. Ich selbst habe im ersten Teil dieser Schrift die Milchallergie unter dem Aspekt einer subjektiven Bilanz vorgestellt. Im Vordergrund stand für mich die spektakuläre Beobachtung, dass durch Weglassen der Milch mein zeitweilig extrem hoher Blutdruck von 245/160 auf 135/75 zurückgegangen und bis heute so geblieben ist! Dass dies allein auf das Fortlassen sämtlicher Milchprodukte zurückzuführen ist, habe ich auch beim Studium der Makrobiotik bestätigt gefunden. Michio Kushi beschreibt, dass unter der makrobiotischen Ernährung alle Personen ihren hohen Blutdruck normalisieren könnten, während Vegetarier, Rohköstler und normale Zivilisationskost Essende keinen Einfluss auf die Blutdruckerhöhung erlebten. Dies ist nach meiner Meinung einzig und allein auf das Fortlassen sämtlicher Milchprodukte zurückzuführen. Das Essen von jedem tierischen Eiweiß, auch von Milch, wird nämlich von der Makrobiotik abgelehnt.

Zusammenfassend muss aus dem vorliegenden weltweiten Material geschlossen werden, dass von allen Zivilisationsschäden die Milch ebenso schädlich wie pathogene Keime ist. Denn der menschliche Organismus reagiert auf Milch ebenso wie auf das Eindringen von Bakterien und ihre Ausscheidungsprodukte. Dieser Tatbestand wird dadurch verschleiert, dass sich während der Schwangerschaft im fötalen Organismus bei mäßigem Genuss der Mutter von Milch und Milchprodukten, eine Desensibilisierung gegen die Milch entwickelt. Diese währt jedoch maximal 40 Jahre. Nach dieser Zeit bricht die relativ intakte Immunisierung zusammen, weil der Mensch infolge von ständigem Stress durch das Fremdeiweiß unweigerlich der „vegetativen Erschöpfung" verfällt (nach HUGO BATT). Spätestens nach dieser Zeit reagiert der Organismus mit den bereits oben beschriebenen Krankheiten wie: Psoriasis, Asthma, Colitis ulcerosa usw.

Insbesondere entwickeln sich jetzt auch die Nahrungsmittelüberempfindlichkeiten:

Wir wissen, dass die Milchallergie ein Schrittmacher für weitere Nahrungsmittelallergien ist. Hört der Genuss von Milch und Milchprodukten auf, verschwinden gleichzeitig auch – ansonsten hartnäckige – andere Nahrungsmittelallergien.

Die meisten dieser Produkte können nach einer Pause im Rahmen einer Rotationsdiät bald wieder gegessen werden.

Zuletzt möchte ich in aller Deutlichkeit betonen, dass die hier dargestellte Meinung über Milch und Milchprodukte meine ganz persönliche Ansicht darstellt. Sie soll dazu anregen, sich, seine Umwelt, seine körperlichen Reaktionen und die Fragen von „gesund und krank" kritischer und von einer neuen Warte aus zu betrachten. Denn:

Unser bester Freund ist unser Körper, und seine Symptome sind seine Sprache. Wenn wir auf diese hören, macht gesunde Ernährung ihn zu unserem zuverlässigsten Kameraden.

Kurze Zusammenfassung

1. Milch und Milchprodukte sind als Übergangskost nach dem Abstillen von Säuglingen und Kleinkindern ungeeignet. Laktase geht ab dem 3. Lebensjahr zurück.

2. Der Verdauungsapparat des Kindes muss langsam einer gesunden Normalkost angepasst werden, **ohne** Milchzufuhr.

3. Im Alter von 8 bis 9 Jahren hat der Darm die Höhe seiner Leistungsfähigkeit erreicht. Von da an kann er vorsichtig auch Milchprodukte verdauen. Nichtverträglichkeit führt zu Symptomen: an der Haut, an den Schleimhäuten und in zunehmendem Maße zu Infektanfälligkeit.

4. Wer Symptome (unter Nr. 3) nicht beachtet, schädigt zunehmend sein Immunsystem und wird häufig an akuten, später chronischen Organ- und Systemerkrankungen leiden, bis zur Entwicklung bösartiger Tumore, AIDS, Pilzerkrankungen und anderen degenerativen Krankheiten.

Die wichtigsten Literaturangaben
zu diesem Thema:

1. STEVE ACUFF: Das Makrobiotische Gesundheitsbuch. Goldmann Verlag.

2. HERMAN AIHARA: Milch – Mythos der Zivilisation. Mahajiva Verlag.

3. DR. BRAUN VON GLADISS: Ganzheitliche Medizin. Verlag Bruno Martin.

4. MORRIS NOSTELOVIC, MARSHA WARE: Aufrecht bis ins hohe Alter. Knochenschwund ist vermeidbar. Goldmann Verlag.

5. DR. A. SATTILLARO: Rückruf ins Leben. Mahajiva Verlag.

6. HELMUT WEISS: Kranker Darm – Kranker Körper. Haug Verlag.

Anhang

Für einen guten Start: Informationen zum Stillen

Wie wir gelesen haben, ist ein guter Start ins Leben für den weiteren Weg, unser Gesundheitsschicksal, von großer Bedeutung. Insbesondere kommt dem Stillen im Hinblick auf die Herausbildung einer abwehrstarken, gut und verträglich zusammengesetzten Darmflora eine ganz entscheidende Rolle zu.

Muttermilch ist also die denkbar beste Kost für jeden neuen Erdenbürger, darüber gibt es keinen Streit (mehr). Die Natur spricht hier – anders als beim Erwachsenen – eine unmissverständliche Sprache. Stillen können Mütter nicht nur ein halbes Jahr, wie heute meist maximal üblich und empfohlen (vier bis sechs Monate). Nein, es geht auch länger. Naturvölker machen es vor. Und in gar nicht so grauer Vorzeit haben auch bei uns Mütter dem Nachwuchs gute zwei Jahre die Brust gegeben. Weil es so wichtig ist, dass der kleine Erdenbürger nicht schon bei der ersten Welterkundung ins Straucheln kommt, gibt es bei uns sogar ein offizielles Gremium, das sich der Sache auf der Basis neuester wissenschaftlich-klinischer Erkenntnisse annimmt. Deren Still-Empfehlungen sind kostenlos abrufbar unter:

Nationale Stillkommission,
Geschäftsstelle BgVV,
Thielallee 88-92, 14195 Berlin
Fax 030/84123715
e-mail: stillkommission@bgvv.de.

Dort konnte man übrigens erfreulicherweise feststellen, dass die zwischenzeitlich recht hohe Schadstoffbelastung der Muttermilch in den vergangenen Jahren dramatisch zurückgegangen ist.

Wer Mutterfreuden entgegensieht, dem stehen zahlreiche Möglichkeiten offen, sich aktuell und fundiert zu informieren und mit
anderen Frauen in gleicher Situation und jungen Müttern auszutau-
schen. Unterstützung findet frau beispielsweise bei freien Stillgruppen. Hier einige Kontaktanschriften für nähere Informationen und
Gruppen vor Ort:

Arbeitsgemeinschaft Freier Stillgruppen (AFS)
Bundesverband e.V.,
Gertraudgasse 4, 97070 Würzburg,
Telefon 0931/573493, Fax 573494
Internet: www.stillen.org.

La Leche Liga Deutschland e.V.,
Postfach 650096, 81214 München
Telefonischer Kontakt über:
06173/79958 sowie Telefon + Fax 06851/2524. Internet:
www.lalecheliga.de.

Kleine Milchkunde

Milchverarbeitung – Risiken inbegriffen

Normale Milch aus dem Laden oder Supermarkt ist heute alles
andere als „natürlich", sie wurde vielmehr zuvor vielfältig behandelt, Stoffe wurden daraus entnommen, andere hinzugefügt.

„Frischmilch" ist zum einen **pasteurisiert** (für etwa eine halbe
Stunde bei 62 bis 65° C oder kurzzeitig – für etwa 30 Sekunden –
auf ca. 72 bis 75° C erhitzt, maximal 85° C) und **homogenisiert**.
Bei letzterem Prozess werden die Fettkügelchen in der Milch aufge-
brochen, zerkleinert, womit verhindert werden soll, dass sich auf
der Milch nach einigen Stunden ein Rahmhäubchen bildet.

Seit Anfang der 70er Jahre gibt es Vermutungen, dass die Homogenisierung der Milch für den Verbraucher gesundheitlich riskant ist und die Arteriosklerose fördert (mit den Folgekrankheiten Herzinfarkt und Schlaganfall). Bei der Zertrümmerung der Fettbläschen soll nämlich ein bestimmtes Enzym (Xanthinoxydase) so verändert werden, dass es vermehrt in den Blutkreislauf kommt und dort Herz und Gefäße schädigt. Prof. Kurt A. Oster (Department of Biology, Fairfield University): „Damit ist eine dem Bild des Trojanischen Pferdes vergleichbare Situation entstanden, wobei die Darmverdauung und die Magensäure das derart geschützte Enzym nicht mehr angreifen können. Wir haben das Milchenzym Xanthin-Oxydase in den weißen Blutkörperchen der menschlichen Milchtrinker nachgewiesen". Von der Wissenschaft wird die sog. „Oster-Theorie" einhellig abgelehnt. Mit dem amerikanischen Forscher läßt sich aber fragen: „Weshalb sollten wir ein denaturiertes Lebensmittel zu uns nehmen? Ist dies für den Verbraucher gut oder für die Milchwirtschaft? Die Homogenisierung verbraucht unnötig viel Energie und erhöht den Endpreis der Milch!".

Außer dem Pasteurisieren gibt es bei der Milch noch weitere Konservierungsverfahren, so z. B. die Ultrahocherhitzung (= **H-Milch**, also kurzzeitig, d.h. für etwa eine Sekunde, auf 135 bis 150° C erhitzte Milch) sowie **sterilisierte Produkte** (etwa 10 Minuten lang in der geschlossenen Verpackung auf 110° C erwärmt).

Eine Erhitzung muss im Übrigen nur dann überhaupt angegeben werden, wenn sie 50° C übersteigt (dann ist das Erzeugnis „wärmebehandelt", wie oft bei Joghurts angegeben), obwohl man doch sehr gut weiß, dass Eiweiß schon bei deutlich niedrigeren Temperaturen denaturiert. Prof. Kollath hat bereits in den 30er Jahren nachgewiesen, dass erhitztes Milcheiweiß (Kasein) ganz anders im Körper des Konsumenten wirkt als unerhitztes Kasein. „Während zum Beispiel bei der Verwendung von erhitztem Kasein die Tiere nach kurzer Zeit starben, wenn die klassischen Vitamine fehlten, blieben die

Tiere bei Verfütterung von unerhitztem Milcheiweiß am Leben"
(DR. BRUKER).

„Subtile Kuhmilchunverträglichkeit" – ein aktuelles Forschungsschlaglicht

In den letzten Jahren befasst sich die Ernährungsmedizin zunehmend mit der sog. „verzögerten Empfindlichkeit gegenüber bestimmten Nahrungsmitteln". Solche sehr realen und weit verbreiteten Phänomene lassen sich mit den herkömmlichen Hauttests der Allergologen nicht oder nur schwer identifizieren und eingrenzen. Gleichwohl stellen sie jedoch die Grundlage für vielfältige Formen körperlicher Missbefindlichkeiten dar, und dies gilt durchaus für Erwachsene und nicht nur – wie oft behauptet wird – hauptsächlich für Kinder bis zum 3. Lebensjahr.

Auch in diesem Punkt also werden die Erkenntnisse, die Frau Dr. Renate Collier in langen Jahrzehnten therapeutischer Praxis hat gewinnen können, durch neueste Forschungen bestätigt.

Typische Symptome, die Gastroenterologen mit derartigen „verzögerten Nahrungsmittelunverträglichkeiten" in Verbindung bringen, sind z.B. Antriebslosigkeit, Kopfschmerzen, psychische Labilität bis zur Depression, Konzentrationsschwäche. Aber – und dies ist nun schon sehr viel ernster – es könnte auch sein, dass dadurch chronische Darmentzündungen (Colitis ulcerosa, Morbus Crohn) und rheumatische Arthritis ausgelöst werden. Dafür sprechen Ernährungsversuche, die im angelsächsischen Raum unternommen wurden. Anders als bei solchen Tests heute gemeinhin üblich, ging es in diesem Fall nicht darum, herauszufinden, welche Lebensmittel sich günstig auf bestimmte Krankheitsbilder auswirken. Vielmehr versuchte man, die „ver-rückten" Zustände und Abläufe der Körperregulation durch das Weglassen bestimmter alltäglicher Speisen vorteilhaft zu beeinflussen. Ganz gleich, ob es sich um Hyperaktivität bei Kindern, um Ekzeme, rheumatische Erkrankungen, Autoimmun-Prozesse oder entzündliche Darmerkrankungen handelte, und egal ob nun ausgeprägte, nachweisbare allergische Reaktionen vorlagen oder nicht: der Ausschluss von Kuhmilch erwies sich für eine große Zahl von Betroffenen als geradezu wohltätig und minderte die Vehemenz der ansonsten hartnäckig auftretenden Beschwerden drastisch.

Solche Untersuchungen wurden vor allem in Großbritannien durchgeführt, so etwa am Addenbrookes Hospital, Cambridge, unter Leitung von John O. Hunter. Das Bemerkenswerte dabei ist, dass es in allen diesen Fällen nicht zu Sofortreaktionen kommt, wie sie für das reguläre Allergiegeschehen typisch sind. Die Verzögerung im Hinblick auf eine Körperantwort tritt dadurch ein, dass offenbar bestimmte Verdauungsvorgänge vorausgehen müssen, bei denen die Nahrungsmittel aufgespalten werden. Erst wenn dies geschehen ist, kommen die freigesetzten ungünstigen chemischen Verbindungen ins Spiel und machen Beschwerden. Dr. Hunter spricht deshalb auch nicht von der Belastung durch Allergene, sondern von Toxinen, also im Zuge der Verdauung selbst erzeugten giftigen Stoffwechselprodukten. Kompliziert wird das Ganze noch dadurch, dass solche Giftwirkungen starken natürlichen Schwankungen unterliegen, je nach momentaner Verfassung und Zusammensetzung der Darmflora beispielsweise. Belastende Symptome, Reaktionen können deshalb durchaus längere Zeit ausbleiben und erst auf der Basis eines geänderten Milieus im Darm plötzlich massiv erneut auftreten. Dies alles macht es schwierig, die Beschwerden bis zu ihrem Auslöser zurückzuverfolgen – und es erklärt, warum die "Kuhmilch als Übeltäter" exakt wissenschaftlich mit den herkömmlichen Diagnoseinstrumenten oft schwer zu "packen" und zu entlarven ist.

Rohmilch und Rohmilchkäse

Wer auf Milchprodukte nicht verzichten möchte und braucht, dem werden in dieser Schrift ausdrücklich **Rohmilch** (und Naturkäse) empfohlen, also wirklich unbehandelte „Frischmilch" (-Produkte) direkt vom Bio-Bauernhof. Sie ist nicht erhitzt und auch davon abgesehen nicht „molkereimäßig bearbeitet"; der landwirtschaftliche Betrieb muss jedoch auf einem Schild erkennbar darauf aufmerksam machen, so will es die Vorschrift, dass die abgegebene Milch vor dem Verzehr gekocht werden soll. Darüber hinaus gibt es noch milcherzeugende Betriebe, die genauestens kontrolliert werden und strengste Hygieneauflagen erfüllen müssen. Sie liefern die Milch meist (fertig verpackt und unerhitzt) als **Vorzugsmilch** an den Fachhandel, also Reformhäusern und Bio-Läden.

Die ausdrückliche Empfehlung von Rohmilch kollidiert allerdings mit alten und neuen Warnungen vor nicht-erhitzter Milch. Immer schon nutzten die Befürworter der Pasteurisierung das Infektionsrisiko-Argument als Waffe, obwohl es bei peinlich sorgsamer Stallhygiene kaum zu Komplikationen kommt, wie man aus der alternativen Ernährung weiß. Neuerdings wird „offiziell" besonders vor Listerien, Salmonellen oder bestimmten krankmachenden Coli-Stämmen („**EHEC**" = Enterohämarrhagische E. coli) gewarnt. Letzteren Krankheitserregern gab man geradezu dramatische Bezeichnungen: Von der „Keimbombe im Kuhstall" war da zu lesen oder „Deutschlands heimlicher Seuche". Dazu ist jedoch zu sagen: Sowohl bei den EHEC-Fällen in Bayern als auch in Japan (mit jeweils mehreren Todesfällen vorwiegend unter kleineren Kindern; allein in Bayern immerhin innerhalb eines Jahres 45 Infektionen mit 7 Todesfällen) war es **in keinem Fall Rohmilch**, die zur Erkrankung führte. Mit diesem Lebensmittel kommen Kinder in aller Regel heute überhaupt nicht mehr in Berührung. Bei vorangegangenen Erkrankungsfällen seit 1988 geriet im konkreten Fall nur einmal rohe Milch in Verdacht. Zum Vergleich: 322-mal wurden als Infektionsquelle Mayonnaise, 39-mal Kohlrouladen ausgemacht (RÜFFER/BECKMANN/ SONNENSCHEIN). In Japan waren es wahrscheinlich belastete Rettichsprossen, die die Epidemie auslösten; für Bayern vermutet man bestimmte Wurstwaren (Rohwurst). Aus den USA und Kanada – wo entsprechende Infektionen häufiger vorkommen als bei uns – weiß man, dass EHEC vor allem durch unzureichend erhitzte Fleischwaren (Rinderhackfleisch) übertragen wird.

Aber natürlich: Da Kinder zu den von EHEC-Bakterien stark gefährdeten Bevölkerungsgruppen zählen, sind entsprechende Risiken letztlich ein weiteres Argument dafür, zumindest in den ersten Lebensjahren im Sinne von Dr. Renate Collier völlig auf die Verabreichung auch von Roh-Kuhmilch an den Nachwuchs abzusehen.

Zu guter Letzt: Medzin-Mythen haben oft kurze Beine

Macht Milch gute Laune?

Irrtümer und Missverständnisse sind
bei der Beurteilung der Milch die Regel

Manche Ernährungsexperten empfehlen Milchprodukte und andere tierische Erzeugnisse auch aus einem ganz speziellen Grund, und zwar wegen des reichlich enthaltenen Tryptophans. Und tatsächlich: Diese Aminosäure ist von zentraler Bedeutung, vor allem was den Gehirnstoffwechsel angeht. Insofern scheint der Rat gut. Die nähere Betrachtung zeigt jedoch, dass er allenfalls gut gemeint ist.

Darum nämlich geht es: Aus Tryptophan wird im Gehirn mit Hilfe von Vitamin B6 als Co-Faktor der Neurotransmitter Serotonin gebildet, der seinerseits als Rohstoff für das Neurohormon Melatonin dient. Wer in der Gesundheits-Szene bewandert ist, wird wissen, dass dieses letztere Hormon in den 90er Jahren als „Jungbrunnen" in der Publikumspresse Schlagzeilen gemacht hat. Abgesehen von den überzogenen Erwartungen, die dabei geweckt wurden, ist Melatonin für vielfältige Körperabläufe von erheblicher Bedeutung. So an erster Stelle im Hinblick auf den Schlafrhythmus, die zuverlässige Arbeit des Immunsystems und unsere Stimmungslage. Eine Schlüsselrolle scheint der Stoff bei der Regulierung des Tiefschlafs zu spielen, jener Phase nächtlicher Entrückung, während derer in den Zellen zahllose Reparatur- und Regenerationsprozesse ablaufen und ohne die wir in der Tat sehr viel schneller altern würden.

So weit, so gut. Trotzdem irrt die Ernährungswissenschaft gewaltig, wenn sie dem Verbraucher Milchprodukte (sowie Eier und Fleischwaren) wegen des darin stark vertretenen Tryptophans als natürliche Gute-Laune- und Schlafmittel ans Herz legt. Denn wie weitere Untersuchungen gezeigt haben, kann sich Tryptophan in Konkurrenz mit anderen Aminosäuren nur schlecht behaupten. Es hat nämlich keinen „Freifahrtschein ins Gehirn", sondern muss sich dabei einer „Fähre" bedienen. Strömen nun aber viele Eiweißkörper ins Blut – was nach deftigen Mahlzeiten stets der Fall ist –, dann gelangt sogar weniger Tryptophan durch die Blut-Hirn-Schranke. Die Aminosäure findet die freien Plätze auf der Fähre durch andere Eiweißstoffe besetzt und bleibt außen vor. In der Folge wird auch weniger Serotonin und schließlich Melatonin vom Gehirn synthetisiert.

Will man den Serotonin-Stoffwechsel ankurbeln, so erweist es sich als sehr viel vorteilhafter, reichlich Kohlenhydrate zu verspeisen. Denn dies führt dazu, wie z.B. der Lebensmittelchemiker und bekannte Buchautor Udo Pollmer sehr anschaulich hat zeigen können, dass die Beta-Zellen der Bauchspeicheldrüse aktiv werden und Insulin ausschütten. Das zusätzliche Insulin im Blut schleust vermehrt freien Aminosäuren vornehmlich in die Muskelzellen, mit der Folge, dass Tryptophan nun plötzlich freie Platzwahl auf der Fähre hat.

Dies lehrt: Auch hinter vernünftig klingenden Ratschlägen kann sich Unsinn verbergen. Vorsicht also vor eilfertigen und z.T. längst überholten Ratschlägen, wie sie auch oder gerade in der sich meist hochwissenschaftlich gebenden Ernährungsberatung immer noch kursieren und die ihren Ursprung in einer fast schon stereotypen und kaum mehr korrigierbaren Überschätzung der Milch als Nährfaktor und Wirkstoffträger haben.

Journal für gesundes Leben

„Revolution in der Naturheilkunde!"
Gesund und fit durch Ölsaugen

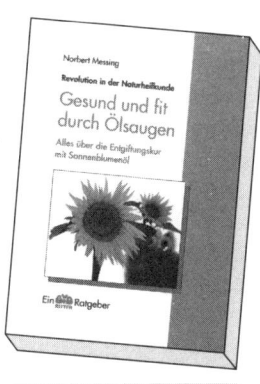

Die Ölziehkur kann bei ganz unterschiedlichen Krankheiten oft erstaunlich schnell helfen: Im Falle von Allergien und Augenleiden ebenso wie bei Kopfschmerzen/Migräne, Infektanfälligkeit, Rheuma (Arthritis, Arthrose) oder Zahnfleischerkrankungen sowie zahlreichen weiteren Leiden. Kaum eine andere Naturheilmethode • **entgiftet den Körper** so gründlich wie die Kur mit Sonnenblumenöl. Außerdem schützt sie sehr wirksam vor gefürchteten chronischen Leiden (Herz-Kreislauf, Stoffwechsel, Krebs u. a.). In der Neuerscheinung erfahren Sie alles, was Sie für die erfolgreiche Anwendung brauchen. Mit aktuellen • **neuen Erkenntnissen** zu den Wirkungsweisen, einem • **Praxis-ABC der besten therapeutischen Öle**, Techniken wie der • **Ayurveda-Mundspülung** oder • **Aromatherapie**. Der Leser findet ausführliche Hinweise zur Behandlung einzelner Leiden, einschließlich spezieller Ölziehkuren zur zusätzlichen Intensivierung der Entschlackung und Entgiftung.

Neuerscheinung
78 S., DM 22,– [€ 11,25]
ISBN 3-920788-44-3

Gehirnnahrung & Fitness für die grauen Zellen
Geistig jungbleiben bis ins hohe Alter

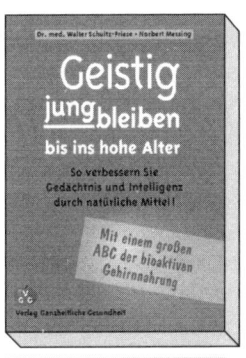

Ein bekannter Ganzheitsmediziner offenbart hier das Geheimnis • **anhaltender geistiger Jugend** und zeigt, wie • **Gedächtnis, Konzentration** und **Intelligenz** dauerhaft erhalten oder gestärkt werden können. Als wahre Lebenselixiere für das Nervensystem erweisen sich dabei • **natürliche Wirkstoffkomplexe**, die auch das wirksamste Mittel darstellen, um schweren Formen von Hirnleistungsstörungen vorzubeugen (Demenz, Alzheimer Krankheit). Bemerkenswerte, geradezu beispielhafte klinische Versuche, die mit solchen „Geheimrezepten" bereits vor Jahrzehnten unternommen wurden, haben hierzu erstaunliche – zwischenzeitlich leider vergessene – Erfolge erbracht. Mit Hinweisen zu geeigneten Methoden des „Hirn-Joggings" und einem • **„Lexikon der gehirnaktiven Bio-Substanzen und Lebensmittel"**.

Neuauflage 1999
128 S., DM 18,– [€ 9,20]
ISBN 3-927124-06-0

Entsäuerung = Verjüngung & Heilung

Die Säure-Basen-Balance

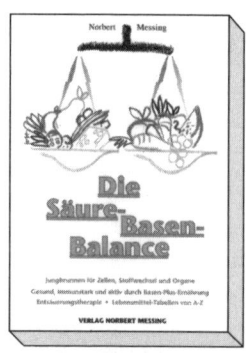

Macht • **Übersäuerung** krank? Wie lassen sich die entsprechenden Risiken sicher erkennen und meistern? Hier erfahren Sie von ganz überraschenden Möglichkeiten der • **Lebensverlängerung** durch Entsäuerung. Praktische Tipps zur effektiven Schutzkost in Form einer von jedem leicht zu praktizierenden • **Basen-Plus-Ernährung** schließen sich an. Umfassende Tabellen geben Auskunft zum Säure- und Basengehalt aller üblichen Lebensmittel, und zwar auf der Grundlage • **neuester Analysewerte!**

3. Auflage 1999
80 S., DM 15,– [€ 7,67]
ISBN 3-927124-22-2

In der 3. Auflage ausführlich beschrieben: Warum praktisch alle chronischen Leiden heilbar sind. • **Azidose-Therapie** konkret: Entsäuerung nach Dr. med. Renate Collier.

„Wunderwaffe Vitamin C"

Das praktische Handbuch zum Vitamin C

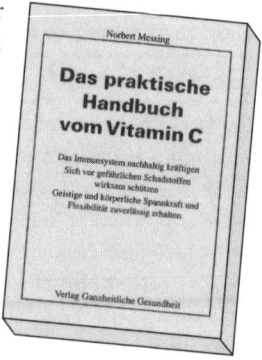

Vitamin C ist eine ganz einzigartige „Superwaffe" der Natur im täglichen Ringen um unseren wertvollsten Besitz: die Gesundheit. Der Ratgeber zeigt Ihnen, wie Sie die geradezu wundersame Wirkung des Stoffes konkret und sofort für Ihr Wohlergehen nutzen und • **Ihr Immunsystem nachhaltig kräftigen** können (z. B. gegen Krebszellen, Bakterien oder Viren). Der Leser erfährt, wie er • **sich vor gefährlichen Schadstoffen zu schützen** vermag (z. B. Schwermetalle oder Chemikalien und Radioaktivität). Es wird darüber hinaus gezeigt, dass es möglich ist, • **jugendliche Frische auch im Alter zu bewahren** und seine geistige und körperliche Spannkraft und Flexibilität ohne Einbußen zu erhalten. • **„Wer meint, er weiß genug über Vitamin C – der irrt!"**

3. Auflage
80 S., DM 15,– [€ 7,67]
ISBN 3-927124-14-1

Reinigung bis in die letzte Zelle

Die Praxis der Entschlackung

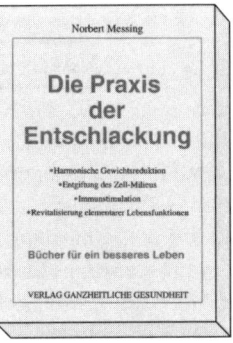

Das grundlegende Buch behandelt ganz zentrale Fragen:
• **Wie reinigen wir das Zellgewebe** des Organismus und erlauben einen ungestörten Nähr- und Wirkstofftransport? Wie schaffen wir aktiv jene Voraussetzungen, die es unserem • **Immunsystem** erlauben, seine vielfältigen Schutzfunktionen schlagkräftig zu entfalten?

Hier nur einige Stichworte aus dem Inhalt: Die wichtigsten Entschlackungskuren. • **Säfte, Kräuter, Wildpflanzen.** Heilkräuter und ihre reinigenden Wirkungen. • **Säure-Basen-Haushalt.** Die Bedeutung des • **Chlorophylls.** Säfte-Cocktails für alle Lebens- und Problemlagen. • **Tagesprogramme für Entschlackungskuren**...

2. Auflage
80 S., DM 15,– [€ 7,67]
ISBN 3-927124-18-4

Ein Erfolgstitel in stark erweiterter Neuauflage!

Lebensmittel als Arznei

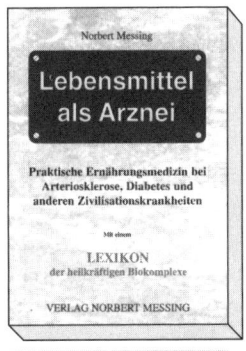

Vielfältige Studien und neueste Erkenntnisse der medizinischen Ernährungsforschung lassen daran keinen Zweifel: Es gibt inzwischen überwältigende Beweise dafür, dass • **Herzinfarkt** und • **Arteriosklerose**, vielfältige • **Krebserkrankungen**, • **Diabetes** und andere Stoffwechselleiden sowie die sogenannten • **Alterserscheinungen** durch hochwertige natürliche Nahrungssubstanzen vermeidbar, beeinflussbar, ja in vielen Fällen heilbar sind! Als Heilmittel erweisen sich in diesem Falle ganzheitliche • **„Lebensmittel-Integrale".**
Eine praxisorientierte Anleitung, um diese zu nutzen, gibt das soeben neu erschienene Buch mit einem ausführlichen • **„ABC der heilkräftigen Lebensmittel"!**

Neuuflage 1999
140 S., DM 18,80 [€ 9,61]
ISBN 3-927124-00-1

Sie erhalten alle aufgeführten Titel gegen Rechnung + Porto (maximal DM 2,–, ab DM 50,– Bestellsumme versandkostenfrei) direkt bei:
Verlag Norbert Messing, Postfach 1217, 76663 Bad Schönborn,
Telefon (07253) 3718, Fax (07253) 33955.

Ein Standardwerk der „sanften Medizin"

Naturärzte-Wegweiser

Das große ABC der Naturmedizin mit vielen Adressen, Infos, Tipps: Anschriften von weit mehr als • **5.000 Bio-Ärzten** (Homöopathie, Naturheilverfahren, Akupunktur), • **Zahnärzten, Tierärzten.** Fast • **100 Kliniken** für Ganzheitsmedizin. Szene-Infos: zahlreiche Anlaufstellen für • **naturheilkundliche Selbsthilfe.** Überblick zu • **Ausbildungsmöglichkeiten** für Laien (Gesundheitsberater, Heilpraktiker u. ä.) und Therapeuten. Mit ausführlichen zusätzlichen aktuellen Info-Blättern mit Adressen und Anregungen sowie einem Lexikon der erfolgreichsten Bio-Therapien.

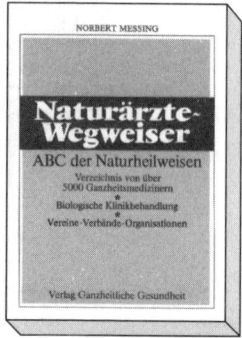

6. Auflage
160 S., DM 18,– [€ 9,20]
ISBN 3-927124-02-8

Sensationell einfach – sensationell gut

Zilgrei – Aktiv gegen den Schmerz!

Zilgrei ist ein neuartiges, so einfaches wie wirkungsvolles Selbsthilfesystem bei Schmerzen aller Art (von Rheuma, Bandscheiben bis Migräne). Die Methode kombiniert bestimmte • **therapeutische,** dem Schmerz entgegengesetzte **Bewegungen** mit einer speziellen • **Tiefenatmung.** Beides zusammen verbessert u. a. die Sauerstoffversorgung der erkrankten Organe und erleichtert damit den • **Abtransport von Stoffwechselschlacken.** Gelenke und Gewebe können sich erholen, reinigen, regenerieren. • **Zilgrei hat sich in vielen Fällen bewährt, wo andere Maßnahmen versagten.** Das vorliegende Buch wird vom ZDF und der Stiftung Lesen ausdrücklich empfohlen!

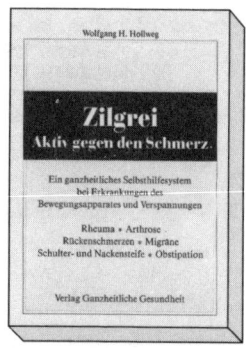

3. Auflage 1998
64 S., DM 14,– [€ 7,16]
ISBN 3-927124-12-5

Motto fürs neue Jahrtausend:
„Fit mit Früchten!"

Der Obst-Gemüse-Faktor

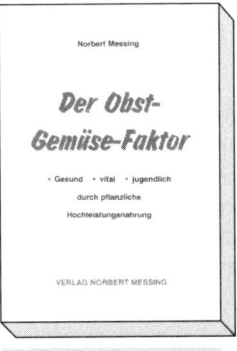

Die Medizin ist dem Geheimnis jener Stoffe auf der Spur, die • **Gesundheit erzeugen** und dadurch • **wirksamer als alle Arzneien** vor Herzinfarkt, Krebs, Stoffwechselstörungen, Rheuma, (Nahrungsmittel-) Allergien, Leistungsverlust im Alter schützen. Die Stoffe haben viele Namen (z. B. Flavonoide, Steroide), ihre Quelle ist jedoch leicht zu benennen: vornehmlich besondere Früchte aus Feld und Flur. Wie Sie diesen lebensrettenden • **Obst-Gemüse-Faktor** am besten für Ihr persönliches lebenslanges Fitnessprogramm nutzen können, erfahren Sie kompakt und gut lesbar in diesem kleinen Erfolgstitel.

3. Auflage 1998
32 S., DM 8,50 [€ 4,35]
ISBN 3-927124-24-9

Eine segensreiche Symbiose

Die Darmflora

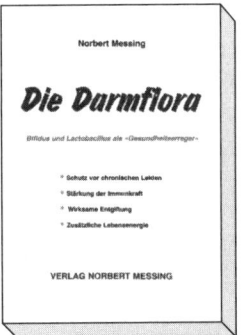

Der moderne Lebensstil schädigt vor allem unsere Verdauung und die ungemein wichtige • **Darmflora**. Hieraus resultieren verschiedene Gefahren (Rückvergiftung aus dem Darm, Krebs, Immunschwäche, Leberschädigungen). Um diesen vorzubeugen, müssen wir die • **Milchsäurebildner** (Bifidus-Arten, Laktobazillen) des Darms durch unterstützende Maßnahmen fördern. Die symbiotischen Darmbakterien werden dadurch zu • **„Gesundheits-Erreger"** und **Schutzfaktoren ersten Ranges**. Hier lesen Sie, was wir dabei gesundheitlich gewinnen und wie wir das Wissen praktisch in die Tat umsetzen können. Neu und praktisch: Mit einem kleinen „Einkaufsführer" für besonders nützliche symbiosefreundliche Verdauungshilfen.

3. Auflage 1998
32 S., DM 8,50 [€ 4,35]
ISBN 3-927124-25-7

Krank durch Strahlenkost?!

Lebensmittel-Bestrahlung

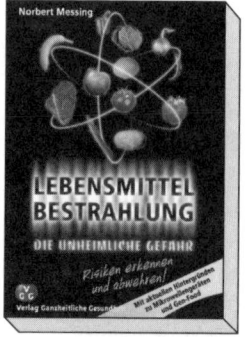

Radioaktiv bestrahlte Lebensmittel gibt es bei uns bereits in den Geschäften – mit stark steigender Tendenz. • **Schadet solche „Strahlen-Kost" dem Konsumenten?** Vieles spricht dafür. Hier erfahren Sie den Stand der unschönen Dinge und • **wie Sie sich sofort und in Zukunft effektiv schützen können.** Dies gilt auch im Hinblick auf • **Mikrowellen** (-Geräte) und • **Gen-Food.** Mit vielen Adressen und einer großen • **Übersicht zu Bestrahlungsanlagen** und den zahlreichen· • **bestrahlten Erzeugnissen** (von Gewürzen, Gemüsen und Früchten bis Garnelen und Fleisch).

Neuerscheinung
128 S., DM 18,– [€ 9,20]
ISBN 3-927124-32-X

So bleiben Sie jung an Körper und Geist

Neue Wege zur Gesundheit

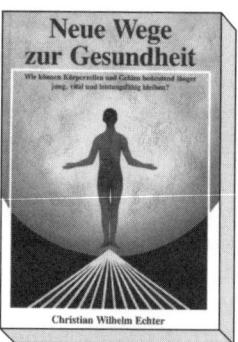

Das Buch behandelt zentrale Problemfelder des Organismus. Beispielsweise: Wie bremst man den • **Alterungsprozess der Körperzellen?** Der • **präzise funktionierende Darm**: ein solides Fundament, um länger jung, gesund und vital zu bleiben. Welche speziellen • **Heilwirkungen** haben die einzelnen • **Gemüse, Obst-, Getreide- und (Wild-) Kräutersorten?** Darüber hinaus enthält der Ratgeber zahlreiche Tipps bei Verdauungsstörungen und Kostumstellung, führt nützliche • **natürliche Enzymquellen** auf und beispielsweise auch 21 pikante und • **symbiosefreundliche Rezepte** zur Regeneration der lebenswichtigen Darmflora! Der Autor ist Leiter eines Gesundheitszentrums und bildet seit Jahren als Dozent Gesundheits- und Ernährungsberater aus.

gebunden
196 S., DM 26,– [€ 13,29]
ISBN 3-927124-13-3

Von Probiotika und „heilenden Keimen"

Hefen und Bakterien stärken unsere Gesundheit!

Wussten Sie, dass viele chronische Leiden in einem abwehrstarken Körper keine Chance haben, und dass bestimmte Mikroorganismen für • **„Immunität"**, Unverletzlichkeit sorgen können? Wussten Sie, dass Hefen bei Mykosen (Pilzerkrankungen) helfen? Wussten Sie, dass es bei den Lebensmitteln ein „probiotisches Prinzip" (= **für** das Leben statt „Antibiotika" = **gegen** das Leben) gibt? Innerhalb einer solchen hochwirksamen Schutzkost gegen Herzinfarkt, Krebs, Allergien u. a. spielen • **fermentierte Lebensmittel (Milchsäurebakterien, Hefen)** eine besondere Rolle. Alles Wissenswerte dazu – praktisch ausgerichtet und allgemeinverständlich geschrieben – erfährt der Leser im vorliegenden Ratgeber.

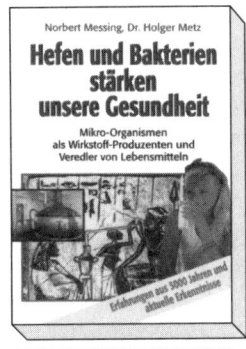

Norbert Messing, Dr. Holger Metz

Hefen und Bakterien stärken unsere Gesundheit

Mikro-Organismen als Wirkstoff-Produzenten und Veredler von Lebensmitteln

2. Auflage
150 S., DM 22,80 [€ 11,66]
ISBN 3-927124-17-6

Die Wiederentdeckung einer alten Volksarznei

Heilen mit Bierhefe

Bierhefe erweist sich als • **Gesundheitsförderer der Extraklasse** und gilt als „größte Entdeckung der Ernährungsforschung" – als der • **„Wirkstoffmulti" der Natur schlechthin** (Vitamine, Enzyme, Spurenelemente, Cholin, Glutathion u. a.). Die Erfahrungen der Medizin sind beeindruckend – ob es nun um • **Lebererkrankungen, Diabetes, Herz-Kreislaufleiden,** Störungen der • **Geistestätigkeit** oder den • **Schutz vor Umweltgiften** geht. Bierhefe zeigt sich als hilfreich bei • **chronischen Verdauungsbeschwerden,** • **Hauterkrankungen,** • **Hämorrhoiden,** und Forschungen deuten sogar auf ausgeprägte • **krebsfeindliche Wirkungen** hin.

Das Buch erklärt anschaulich und allgemeinverständlich, • **wie man die Vorzüge des bemerkenswerten Einzellers optimal und ohne großen Aufwand in der täglichen Ernährungspraxis nutzen kann!**

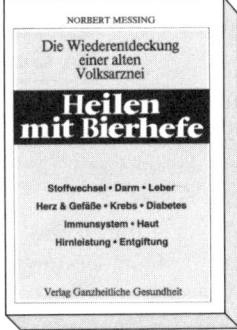

NORBERT MESSING

Die Wiederentdeckung einer alten Volksarznei

Heilen mit Bierhefe

Stoffwechsel • Darm • Leber
Herz & Gefäße • Krebs • Diabetes
Immunsystem • Haut
Hirnleistung • Entgiftung

Verlag Ganzheitliche Gesundheit

6. Auflage
100 S., DM 18,– [€ 9,20]
ISBN 3-927124-01-X

Großer Gewinn durch kleinen Verzicht

Fit durch Fasten!

Die aktuelle Neuerscheinung vermittelt alles, was Sie wissen müssen, um eine Fastenkur in Eigenregie erfolgreich und ohne Risiko durchführen zu können. Wichtige Fragen werden vorab geklärt: • **Für wen ist Fasten geeignet? Bei welchen Krankheiten?** Schritt für Schritt erfährt der Leser, wie er vorzugehen und was er zu besorgen hat. Ausführlich wird das bislang vernachlässigte Kapitel • **„Fasten und Entsäuerung"** behandelt, ebenso die • **äußere und innere Reinigung** und schließlich auch das richtige Fastenbrechen. Bewährte • **Rezepte**, Hinweise auf nützliche • **Heilkräuter** sowie die besten • **Fastengetränke** und anderes mehr runden den Ratgeber ab. Der Autor ist ein erfahrener Arzt und Fastenleiter.

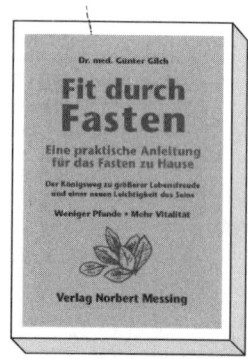

1. Auflage 1999
48 S., DM 10,– [€ 5,11]
ISBN 3-927124-31-1

ABC der Aromen und Heil-Essenzen

Im Garten der Düfte

In diesem übersichtlichen Werk erfahren Sie alles über die Möglichkeiten • **heilsam-balsamischer Duftöle** für alle Lebenslagen, für kranke und gesunde Tage, Körper und Seele.

Aus dem Inhalt: Was sind „ätherische Öle" oder „Essenzen"? Hauptwirkungsweise der Duftöle, Duftöle in der Anwendung (Inhalation, Massage, Einnahme, Duftlampe), • **Therapie mit Aromen**, großes • **Lexikon der Duftöle** (von Anis bis Zypresse).

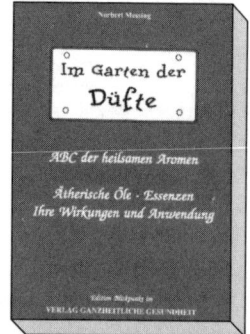

1. Auflage
80 S., DM 15,– [€ 7,67]
ISBN 3-927124-20-6

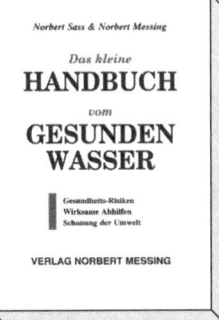
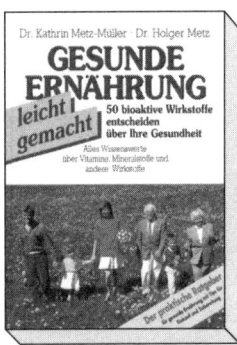

Fitness und Verjüngung für Millionen

Der 1-Minuten Körper-Check

Fernsehsender holten den Autor vor die Kamera, und eine große deutsche Tageszeitung schrieb: „Sportärzte sind begeistert vom • **1-Minuten Körper-Check**, den der 65jährige Lothar Boländer entwickelt hat. Sein Programm ist so gut, dass es jetzt als Buch erschienen ist". Mit 48 Jahren hoffnungslos erkrankt, beschloss er, ein neues Leben zu beginnen und verordnete sich den • **1-Minuten Körper-Check**, den er selbst entwickelte. Eine • **Verjüngungskur**, die ihn bald topfit und sogar zum Drachenflieger machte! Das Buch enthält • **103 farbige Abbildungen** und ein • **großes Übungsposter**.

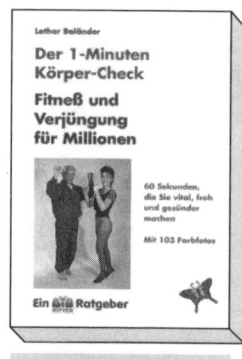

Neuauflage
80 S., DM 19,80 [€ 10,12]
mit großem Übungsposter

Konkreter Rat & praktische Hilfe

Krebs – Was tun? Wie helfen?

Ein erprobter Ratgeber mit praktischen Empfehlungen (Ernährung, stoffwechselaktive Kost nach Prof. Ries, Psyche) eines erfahrenen Facharztes. Mit zahlreichen • **Kontaktadressen** und Anlaufstellen für Auskünfte und • **Selbsthilfe** sowie einer umfassenden Aufstellung und Beschreibung von • **Spezialkliniken** für Therapie und Nachsorge. Zusätzlich noch mit Infoblättern und einem aktuellen Adress-Service mit neuen Ansprechpartnern und Hinweisen (Naturheil-Kliniken, Vereine, Initiativen).

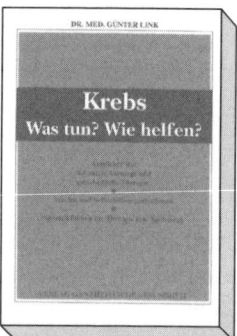

2. Auflage
64 S., DM 15,– [€ 7,67]
ISBN 3-927124-05-2

Großer Schritt in Richtung Gesundheit

Zellenergie durch Coenzym Q10

Kaum ein anderer Wirkstoff hat in den vergangenen Jahren soviel Furore gemacht, wie das • „**Herzwunder Q10**". Nach zwei Jahrzehnten intensiver Forschung verbindet man damit die allergrößten Hoffnungen. Prof. Karl Folkerts, einer der weltweit führenden Experten urteilt: • „**Q10 als Anti-Alterungsmittel könnte ein großer Schritt für die Menschheit sein!**" In diesem neuen Ratgeber erfahren Sie alles Wissenswerte zum erst sehr spät entdeckten • **neuen Vitamin** Q10, einem Spurenstoff aus der Gruppe der Coenzyme. Es hat sich gezeigt, dass diese besondere Substanz für die Arbeit des Herzens unerlässlich ist und die Zellen mit jener Energie beliefert, die sie vor Funktionsverlusten und vorzeitigem Verschleiß schützt.

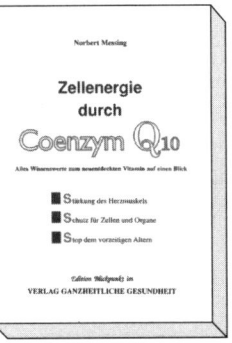

7. Auflage 1998
32 S., DM 28,– [€ 14,32]
ISBN 3-927124-19-2

Heilung des Körpers durch
Sanierung seiner „Wurzel"

Das große Buch der Darmreinigung

Der vorliegende neue Ratgeber bietet das • **komplette Programm zur Sanierung und Regeneration des Darmes**. Sie lernen darin • **alle bewährten Methoden** kennen (Ayurveda, Heilfasten, Mayr, Molkefasten, Colon-Cleaning nach Gray/Anderson, Heilerde-Anwendungen u. a.) und erfahren viele hilfreiche • **Heilkräuter-Rezepte** – und dies alles zur • **sofortigen Selbsthilfe**. Ein Buch mit 1000 Tipps, Anregungen, Bezugsquellen sowie zahlreichen wertvollen Hinweisen zur • **Überwindung schwerer chronischer Leiden** sowie zum • **Aufbau einer optimalen Darmflora in Eigenregie** durch besondere, selbst bereitete milchsaure Getränke. Ein weiteres Glanzlicht: Vorstellung von • **zahlreichen Bauch-Selbstmassagen** in Wort und Bild! Natürlich ausführlich behandelt: • **Colon-Hydro-Therapie**, Einlauf, salinische Wässer, Lein- und Flohsamen und Geheimtipps wie Kurkuma, Konjacmehl, Yucca und anderes mehr.

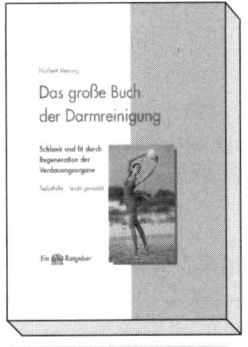

Neuerscheinung
150 S., DM 28,– [€ 14,32]
ISBN 3-920788-42-7

Das Standardwerk in neuer, aktualisierter Auflage

Bio-Kliniken & Kur

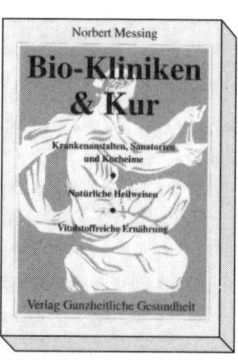

Vorstellung von mehr als • **700 Krankenhäusern, Ganzheitskliniken, Kurheimen, Hotels und Pensionen** mit Naturheilweisen und alternativen Kostformen, ob nun Vollwertkost, Trennkost oder vegetarische Ernährung aus Bio-Anbau. Jeweils mit • **Heilanzeigen** (Herz-Kreislauf, Bewegungsapparat, Allergien, Stoffwechsel usw.). • **Lexikon naturmedizinischer Fachbegriffe.** • **Wer trägt die Kosten** für stationäre Behandlungen? Mit Hinweisen auf besondere, • **ungewöhnliche Therapieformen** (Gerson-Diät, Breuß, Rohkost-Heilfasten und vieles andere mehr). Ausführliche Tipps für den • **Gesundheits-„Kurlaub"** unter anderem mit Seminaren (von gesunder Vollwertküchenpraxis bis Reiki, Yoga, Ayurveda u. ä.).

4. stark erw. Auflage
240 S., DM 24,– [€ 12,27]
ISBN 3-927124-03-6

Nahrung für die Seele

O Trost der Welt

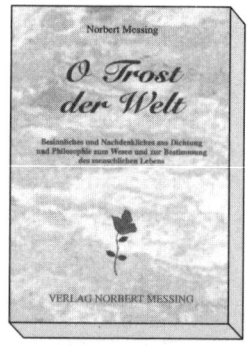

Ein ermunterndes, ermutigendes Geschenk für sich und nahestehende Menschen. Das kleine Buch gibt • **wertvolle Gedanken** aus Dichtung und praktischer Philosophie zu den wirklich bedeutenden Fragen unserer Existenz weiter. Sie verleihen • **seelische Kraft und Stärke**, helfen dabei, seine Tage gelassener, freudvoller zu verbringen und zur • **wahren Lebenskunst** zu finden. Die behandelten Themen sind zeitlos: Liebe, Heimat, Natur, Glück, Gesundheit, Achtsamkeit, Beruf(ung), menschliche Bestimmung, Suchen und Glauben...

Den kleinen Ratgeber durchs gelegentlich verschlungene (Gefühls-) Labyrinth des Lebens gibt es zum • **„Geschenk-Staffelpreis"**: Grundpreis DM 10,–. Bei Abnahme von 2 Expl. à DM 8,–. Mehr als 5 Expl. à DM 7,–. Bei Bestellung von 10 Expl. kostet ein Buch nur DM 6,–.

Beachten Sie die Staffelpreise!
56 S., DM 10,– [€ 5,11]
ISBN 3-927124-21-4